뇌와 혈관이 젊음을 되찾는

장수인자
HDL

시라사와 다쿠지 지음
(오차노미즈 건강 장수 클리닉 원장)

비타북스

닥터 시라사와가 들려주는

장수인자 HDL 과
쿠바산 폴리코사놀

HDL은 좋은 콜레스테롤(HDL 콜레스테롤)이라고 불립니다. 이러한 표기로 인해 콜레스테롤로 받아들여지고 있지만 실제로는 콜레스테롤을 운반하는 리포단백질의 한 종류입니다.

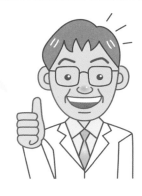

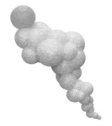

생명 유지
콜레스테롤

체내에 존재하는 지질의 한 종류이며, 세포막과 호르몬, 담즙 등의 원료가 되는 중요한 성분. HDL과 LDL의 도움을 받아 전신을 순환한다.

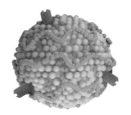

산화되면 위험한
LDL

나쁜 콜레스테롤이라고 불린다. 콜레스테롤을 전신에 운반하는 역할을 하며, 산화되면 혈관벽에 파고들어 동맥경화를 일으킨다.

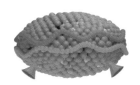

장수인자
HDL

좋은 콜레스테롤이라고 불린다. 혈관 내 여분의 콜레스테롤을 흡수하여 체외로 배출한다. 그 외에도 중요한 역할을 담당한다.

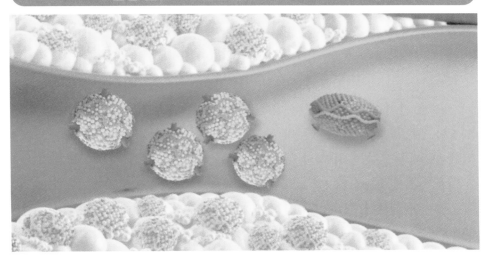

장수에 도움이 되는 HDL의 역할

HDL과 LDL은 각각 좋은 콜레스테롤, 나쁜 콜레스테롤이라고 불립니다. LDL 수치가 높을수록 동맥경화가 진행될 확률도 높아지기 때문입니다. 그렇기에 건강 검진 결과에 따라 'LDL 수치를 낮춰야 한다'는 조언이 뒤따르는 경우를 쉽게 볼 수 있습니다.

그런데 이는 종종 오해를 낳기도 합니다. 건강하게 오래 살려면 단순히 LDL 수치만 낮으면 된다는 식으로 받아들일 수도 있기 때문입니다. 결론적으로 이야기하자면, 건강하게 오래 살기 위해서는 **HDL 수치가 매우 중요**하다는 사실이 최근의 연구를 통해 밝혀졌습니다.

기본적으로 **HDL과 LDL은 콜레스테롤을 운반하는 운반체**이며, 각각 중요한 역할을 합니다. 최근 콜레스테롤을 비롯한 지질대사에 대한 여러 연구가 진행되며 계속해서 새로운 사실들이 밝혀지고 있습니다.

3

그중 가장 눈에 띄는 것이 HDL입니다. HDL의 역할은 단순히 혈액에 있는 여분의 콜레스테롤을 회수하는 데에서 그치지 않습니다. **혈관벽에 달라붙은 산화된 콜레스테롤까지 회수하여 배출**하고 있습니다.

지금까지는 한번 동맥경화가 진행된 혈관은 원래 상태를 회복하지 못한다는 것이 정설로 받아들여지고 있었습니다. 하지만 **이러한 상식을 뒤집고, HDL이 동맥경화 진행을 막을 뿐만 아니라 산화된 LDL이 달라붙은 혈관을 예전 상태로 되돌려준다**는 사실이 밝혀진 것입니다.

그뿐만이 아닙니다. HDL이 **알츠하이머병의 주된 원인이었던 아밀로이드 베타($A\beta$)의 배출을 촉진**한다는 사실 또한 드러났습니다.

이렇듯 **HDL은 혈관의 노화를 예방하고, 뇌를 젊게 유지하는 등 건강한 장수와 깊게 연관된 '장수인자'**입니다.

이 책에서는 '장수인자'로 거듭난 HDL의 새롭게 밝혀진 역할과 기능을 소개합니다. 건강하게 오래 살기 위해 주목해야 하는 부분들은 어떤 것들이 있는지 풍부한 지식을 쌓아보세요.

HDL이 왜 장수인자일까?

HDL의 주요 역할

- 혈액 속 여분의 콜레스테롤을 회수한다.

- 혈관벽에 들러붙은 산화된 LDL을 뽑아내 회수하고 체외에 배출한다.

- 알츠하이머병을 초래하는 아밀로이드 베타(Aβ)의 배출을 촉진한다.

- 강한 항산화 작용 및 항염증 작용을 한다.

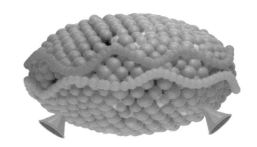

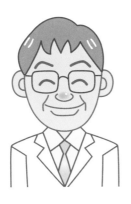

HDL은 혈액 속 여분의 콜레스테롤을 회수해서 동맥경화를 예방하는 역할을 합니다. 그 외에도 치매 예방 등 장수에 도움이 되는 다양한 기능이 있다는 사실도 밝혀졌습니다.

뇌와 혈관의 노화는 여러 가지 병을 일으킵니다. **뇌의 노화는 인지 기능을 떨어뜨리고, 혈관의 노화는 고혈압, 뇌졸중, 심장병(심혈관질환), 만성신장병, 당뇨병 등** 다양한 병의 원인이 됩니다. 이러한 병들은 일본인의 사망 원인에서 상위를 차지합니다. **HDL 수치가 높으면 뇌는 물론 혈관도 건강하게 유지할 수 있습니다.** 더 나아가서는 건강하게 장수하는 삶으로 이어집니다. 실제로 HDL 수치가 높으면 아래와 같이 다양한 병에 걸릴 위험이 낮아집니다.

체내 HDL 수치가 높으면 다양한 병에 걸릴 위험이 낮아진다

치매

63% 감소↓

HDL이 50mg/dL이상이면 노년기의 치매 발병률이 60% 감소. ※1

심혈관질환

40% 감소↓

HDL이 0.5mmol/L 증가하면 심혈관질환의 사망률이 남성 24%, 여성 40% 감소. ※2

고혈압

34% 감소↓

남성은 HDL이 53mg/dL 이상이면 발병 위험이 34% 감소. 여성은 67mg/dL이상일 때 19% 감소. ※3

뇌졸중

18% 감소↓

HDL이 1mmol/L 증가하면 뇌졸중의 상대위험도가 18% 감소. ※4

만성신장병

15% 감소↓

만성신장병 위험이 15% 감소. ※5

당뇨병

13% 감소↓

HDL이 10mg/dL 증가하면 10년 이내 2형당뇨병 발병 위험이 13% 감소 ※6

'**HDL은 높이기 어렵다**'는 점이 문제

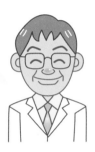

HDL은 건강한 장수에 도움이 되지만 그 수치를 높이기 어렵다는 문제가 있습니다.

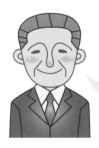

닥터 시라사와! 저는 HDL의 우수함에 주목하고 있는 미스터 리입니다. HDL 수치를 높이고 싶다면 쿠바산 폴리코사놀을 추천합니다!

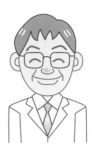

쿠바산 폴리코사놀! 처음 들어보는데요. 그게 무엇인가요?

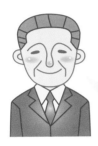

HDL, 쿠바산 폴리코사놀은 세상을 놀라게 할 만한 엄청난 기능성 성분입니다. 어떻게 알게 되었는지 들려드리겠습니다.

유전과의 관계가 깊다고 여겨온 HDL

HDL 수치가 높은 사람이 오래 산다는 사실은 다양한 장수 연구를 통해 꽤 오래전부터 알려졌습니다. 다만 HDL은 유전적인 관련성이 강하여 타고나는 것이기 때문에 그 수치를 더 높이기는 어렵다고 여겼습니다. 그래서 건강 검진에서는 나쁜 콜레스테롤이라고 불리는 LDL 수치를 낮추는 일에 집중했습니다. 하지만 HDL 수치를 높일 수 있습니다. 특히 최근에 **HDL을 높이는 기능성 성분**이 주목을 받고 있습니다.

비밀은 쿠바에 있다!

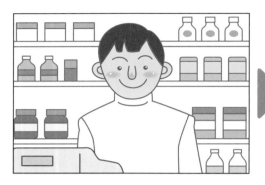

오스트레일리아에서 약국을 운영하던 저는 건강에 도움이 되는 것을 찾으며 하루하루를 보내고 있었습니다.

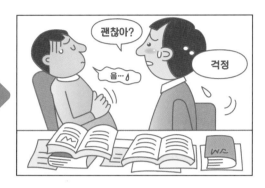

어느 날 형이 간에 통증이 생겨 앓기 시작했고, 목숨이 위태로운 지경에 처했어요. 저는 어떤 좋은 성분이 없을지 전 세계 문헌을 찾아보았습니다.

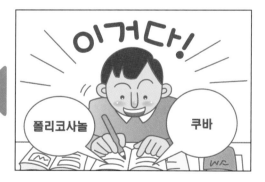

그러던 중 간 기능을 좋게 해주는 쿠바산 폴리코사놀이라는 성분을 알게 되었고 '바로 이거야!'라며 희망을 갖기 시작했습니다.

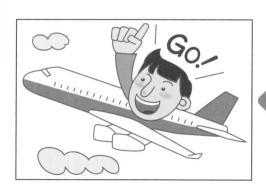

당시 인터넷이 없어서 자세한 정보를 얻으려면 현지에 가야만 했어요. 큰마음 먹고 쿠바로 날아갔습니다.

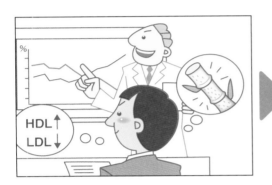

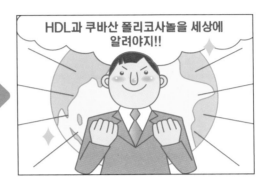

쿠바에 있는 국립 연구소에 방문하여 쿠바산 폴리코사놀에 대한 최신 정보를 접했습니다. 쿠바산 폴리코사놀의 진가는 HDL을 올리면서 LDL은 낮춰, 동맥경화를 예방한다는 것에 있다는 사실을 알게 되어 놀랐습니다.

동맥경화 예방은 대부분의 만성질환 예방에도 도움이 됩니다. 지금까지 알려진 건강 상식을 뒤집을 만한 굉장한 성분이라고 확신하여 세계에 널리 알려야겠다고 결심했습니다.

HDL을 높이고 LDL을 낮추는
쿠바산 폴리코사놀

장수에 도움이 되는 쿠바산 폴리코사놀

❶ HDL을 높이고 LDL을 낮춘다(동맥경화 예방·개선)

- -

❷ LDL 대비 HDL 비율을 개선한다(콜레스테롤 균형이 좋아진다)

- -

❸ 고혈압을 개선한다(동맥경화가 개선되면 혈액 흐름이 좋아져 혈압도 내려간다)

- -

❹ HDL 질을 높인다(제거 능력·항산화 효과·항염증 효과를 키운다)

- -

❺ 치매 예방에 도움된다(HDL이 증가하면서 아밀로이드 베타(Aβ) 배설)

- -

❻ 간 기능·신장 기능이 좋아진다

- -

❼ 체외로 배출되기 쉽다(간장과 신장에 가해지는 부담이 적다)

- -

나이가 들면서 더 높아지는 콜레스테롤 수치

일반적으로 콜레스테롤 수치는 나이가 듦에 따라 점점 높아집니다. 확실히 LDL은 20대를 넘어서면 점점 늘어납니다. 총 콜레스테롤도 마찬가지로 20대부터 늘어나기만 합니다. 하지만 **HDL은 20대 이후에 줄어듭니다. 특히 여성은 갱년기를 기점으로 급속하게 감소합니다**(51쪽). HDL을 늘리려면 어떻게 해야 좋을지 살펴보고 실천해 봅시다.

LDL이 기준치(120mg/dL) 이상일 때의 비율

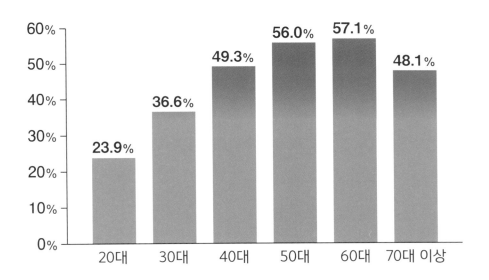

2018년 일본 국민건강·영양조사에 따르면 40대 일본인의 고콜레스테롤 비율은 49.3%에 달했다. 2명 중 1명은 콜레스테롤이 높은 셈이다. 연령별로 살펴보면 40대, 50대, 60대로 연령이 높아짐에 따라 고콜레스테롤 비율도 증가했다. 이 조사 결과를 통해서도 40대가 되면 콜레스테롤 대책이 필요하다는 점을 알 수 있다.

<2018년 국민건강·영양조사> 결과를 기준으로 작성

폴리코사놀은 이러한 사람에게 권합니다

☐ 건강 검진 결과 LDL 수치가 높다고 평가받은 적이 있다

☐ 건강 검진 결과 HDL 수치가 낮다고 평가받은 적이 있다

☐ 혈압이 높은 편이다(동맥경화가 진행 중이다)

☐ 간장 수치가 나쁘다(간 기능이 저하된 상태다)

☐ 당뇨병을 앓고 있다(동맥경화가 진행되기 쉽다)

☐ 흡연을 많이 한다(동맥경화가 진행되기 쉽다)

☐ 30대 이상인 남성(LDL이 증가하고 HDL이 감소한다)

☐ 갱년기의 여성(여성 호르몬 영향으로 HDL이 줄어들고 LDL이 늘어났다)

☐ 최근 이해력이 떨어지고, 기억력이 감퇴했다고 느낀다

☐ 혈관 나이를 젊게 유지하고 싶다

☐ 뇌졸중이나 심장병에 걸리진 않을까 걱정이다

☐ 치매에 걸리고 싶지 않다

☐ 거동이 불가능해 누워만 지내는 생활 대신 건강한 노후를 보내고
싶다

목차

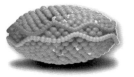

혈관과 뇌를 청소하여 건강한 장수를 돕는 HDL

콜레스테롤에 대한 의문

HDL의 양과 질을 높이는 쿠바산 폴리코사놀

3 뇌와 혈관의 노화를 예방하기 위해 일상생활에서 할 수 있는 것

이 책을 읽는 법

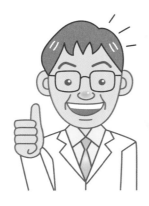

HDL·LDL에 대해서 알고 싶다!
동맥경화가 뭐지?

HDL·LDL에 대한 내용이나 동맥경화가 어떤 식으로 진행되고 동맥경화가 진행되면 어떤 문제가 발생하는지 등에 관한 내용을 제1장을 통해 상세히 설명합니다.

HDL을 높이려면? LDL을 낮추려면?
쿠바산 폴리코사놀이 뭐지?

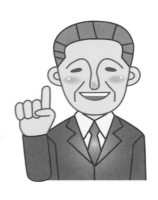

쿠바 정부가 국민들의 건강한 장수를 위해 개발한 쿠바산 폴리코사놀. 그 역할과 쿠바 의료 제도에 관해서는 제2장을 살펴보세요!

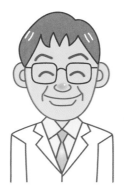

동맥경화를 막기 위해서 할 수 있는 것은?

동맥경화는 다양한 요인으로 진행됩니다. 제3장에서는 동맥경화 진행을 막고, 뇌와 혈관을 젊게 유지하기 위해 일상생활에서 실천할 수 있는 방법을 소개합니다.

혈관과 뇌를 청소하여
건강한 장수를 돕는
HDL

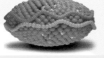

HDL과 LDL 모두
콜레스테롤을 운반하는 운송체

HDL과 LDL은 콜레스테롤 운송체

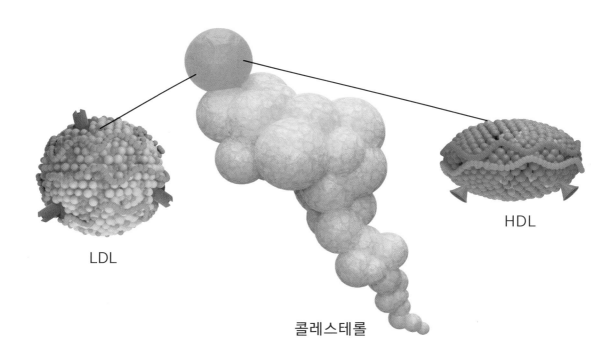

LDL

HDL

콜레스테롤

콜레스테롤을 나르는 LDL과 회수하는 HDL

건강 검진을 받을 때 콜레스테롤 수치가 높으니 주의하라는 조언을 들은 적이 있나요?

콜레스테롤이라고 하면 LDL이 가장 먼저 떠오를 겁니다. LDL 수치가 높을 때 동맥경화가 진행되기 때문에 LDL은 나쁜 콜레스테롤이라고 불리며 자주 언급됩니다. LDL이 콜레스테롤이라고 생각하는 사람이 많은데 이는 사실 잘못된 정보입니다.

LDL은 콜레스테롤을 운반하는 운송체(리포 단백질)입니다. 리포 단백질이란 지질과 단백질이 결합된 것입니다. 혈액 속에 존재하는 지질 중에는 혈액(물)에 녹지 않는 것이 있습니다.

리포 단백질에는 녹지 않는 지질이 들어 있어서 혈액과 기능적으로 잘 융화됩니다. 리포 단백질은 지방 비율에 따라 몇 가지로 분류할 수 있습니다. 그중에서 **지방이 많은 것이 LDL(저밀도 리포 단백질), 지방이 적은 것이 HDL(고밀도 리포 단백질)**입니다.

콜레스테롤은 약 80%가 체내에서 합성된다

식사에서
20%

간장에서
80%

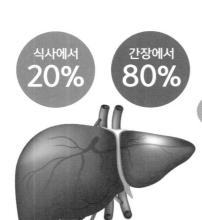

간장

LDL
전신에 콜레스테롤을
운반한다

간장에서 합성된 콜레스테롤은 LDL에
의해 전신의 세포로 운반된다. 약 80%
는 간장에서 합성되고, 식사를 통해 얻
는 콜레스테롤은 전체의 약 20%다

다 쓰이지 못하고 남은 콜레스테롤은 HDL
에 의해 간장으로 돌아간다. LDL이 많고
HDL이 적으면 회수 작업이 원활하게 이루
어지지 않아 동맥경화가 진행된다

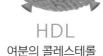

HDL
여분의 콜레스테롤
을 회수한다

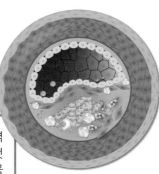

혈관

혈액 속에 LDL이 많으면 산화되어 혈관벽
에 파고들고, 플라크라고 하는 혹 같은 것
이 생긴다. 플라크가 생기면 혈관 내측 공
간이 좁아진다

HDL은 LDL에 비해 덜 알려져 있으나, **혈액 속에 있는 여분의 콜레스테롤을 회수하여 동맥경화를 막아주는 역할**을 합니다. 병을 예방하는 데 도움이 되기 때문에 좋은 콜레스테롤이라고 불립니다.

예전에는 **콜레스테롤 수치가 식사와 큰 관련이 있다**고 알려졌지만 거듭된 연구를 통해 **체내(간장)에서 합성되는 것이 약 80%를 차지한다**는 사실이 밝혀졌습니다. 어떤 음식을 섭취하는지에 따른 영향이 전혀 없는 것은 아니지만 대부분이 체내에서 합성되기 때문에 콜레스테롤 수치는 간장에서 이뤄지는 대사와 관련이 있습니다.

콜레스테롤은 우리 몸에 필요한 성분이기에 항상 일정량을 유지하도록 체내에서 조절합니다. 부족하면 간장에서 합성되도록 촉진하며, 반대로 식사를 통해 너무 많이 섭취했다면 합성을 억제하는 방식으로 조절합니다.

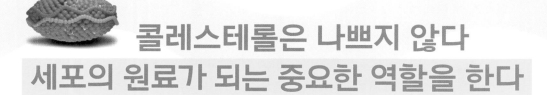

콜레스테롤은 나쁘지 않다
세포의 원료가 되는 중요한 역할을 한다

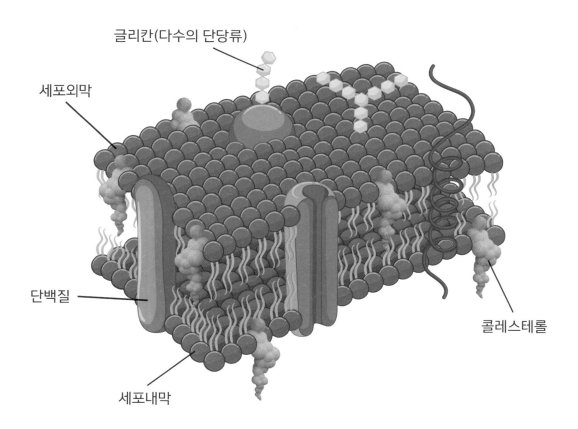

글리칸(다수의 단당류)

세포외막

단백질

세포내막

콜레스테롤

세포막에 반드시 필요한 콜레스테롤

혈중 LDL이 높으면 동맥경화가 진행되어 뇌졸중이나 심근경색 등 사망에 이르는 병에 걸릴 위험이 높아진다는 사실이 밝혀지면서 콜레스테롤은 오랫동안 나쁘다는 취급을 받아왔습니다.

그러한 위험이 있는 것은 사실이지만 **콜레스테롤은 우리가 살아가는 데 반드시 필요한 매우 중요한 영양소**입니다. 우리의 몸은 60조 개의 세포로 이루어져 있습니다. 그리고 **콜레스테롤은 세포의 외측을 감싸는 세포막의 재료가 됩니다.**

우리의 몸을 구성하는 장기와 근육, 혈관에는 세포가 모여 있습니다. 그리고 세포는 새롭게 다시 태어납니다. 오래된 세포는 일정 기간이 지나면 소멸하고, 대신 새로운 세포가 생깁니다. 이 과정을 신진대사라고 말합니다.

콜레스테롤이 부족하면 세포막의 신진대사가 저하됩니다. 건강하고 정상적으로 기능하는 세포막을 만들려면 콜레스테롤이 꼭 필요합니다. 특히 1,000~1,500억 개가 있다고 알려진 신경세포는 콜레스테롤로 둘러싸인 신경섬유로 만들어졌습니다.

몇 가지 층으로 구성된 혈관벽

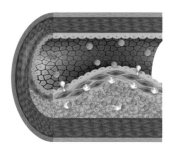

플라크란 산화한 콜레스테롤이 혈관벽에 파고들면서 생기는 혹 같은 것

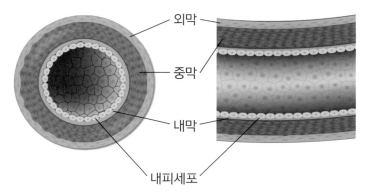

외막

중막

내막

내피세포

수분을 제외한 뇌는 지질 약 60%, 단백질 약 40%로 구성되며, **콜레스테롤은 뇌내 지질의 20~30%를 차지**합니다.

콜레스테롤은 뇌에도 매우 중요한 영양소입니다. 게다가 **콜레스테롤은 세포막에 정보를 전달하는 역할**을 합니다. 어떤 역할을 하는지 아직 구체적으로 밝혀지지 않았으나 콜레스테롤이 매우 중요하다는 점은 틀림없습니다.

또 콜레스테롤은 담즙산, 부신피질 호르몬, 성호르몬, 스테로이드 호르몬 등의 원료가 되기도 합니다.

콜레스테롤을 운반하는 혈액이 흐르는 혈관도 수많은 세포로 이루어져 있습니다. 콜레스테롤이 부족하면 혈관은 튼튼해질 수 없습니다.

혈관벽 내측을 덮는 내피세포의 중요한 역할

혈관은 산소나 영양소를 나르는 혈액이 흐르는 일종의 호스입니다. 찢어지면 안 되기 때문에 여러 겹으로 층을 이룹니다. 특히 중요한 역할을 담당하는 부분은 혈관벽의 내측, 혈액이 흐르는 면을 빽빽하게 덮은 혈관의 내피세포입니다.

내피세포는 혈관 내벽에 상처가 생겼을 때 상처를 빨리 아물게 하여 원래 상태로 돌아가게끔 해줍니다. 젊을 때는 이와 같은 작용이 잘 이루어지지만, 나이가 듦에 따라 회복 기능이 떨어지면 혈관의 유연성이 사라집니다. 이로 인해 내피세포에 상처가 쉽게 생기게 되고, 이 상처에 산화된 LDL이 파고들면 동맥경화가 진행됩니다.

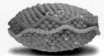

혈관을 젊게 유지해 주는 HDL
동맥경화를 일으키는 LDL

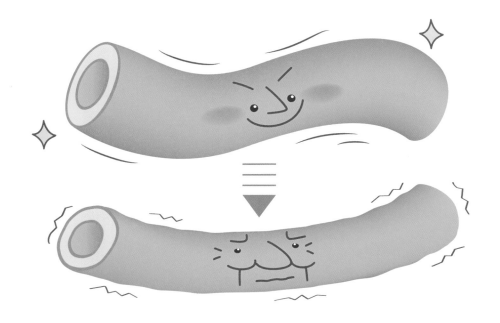

LDL은 전신 세포에 콜레스테롤을 운반한다

LDL은 나쁜 콜레스테롤이라고 알려져 있지만 그렇다고 해서 나쁜 일을 하지는 않습니다. 간장에서 합성된 콜레스테롤을 전신 세포에 운반하는 중요한 역할을 담당합니다. 오히려 LDL 수치가 너무 낮으면 세포막 원료가 부족해져 신진대사가 원활하게 이루어지지 않습니다. **다만 전부 소진하지 못하고 혈액 속에 남게 된 LDL은 점차 산화되면서 혈관벽에 파고드는데, 혈관에 자리 잡은 이 혹 같은 것을 플라크라고 하며 결국 이것이 문제를 일으키는 주범입니다.**

플라크가 생기면 **혈관의 내측 공간이 좁아지면서 혈압이 높아지고, 혈관 자체가 경직되고 약해져 출혈로 이어질 수 있습니다.** 그뿐만 아니라 **불안정한 플라크가 벗겨져 혈류를 타고 흐르면 체내의 좁은 혈관에 쌓이면서 뇌경색이나 심근경색 등을 일으킵니다.**

LDL이 혈액 내에 과하게 늘어나면 건강한 장수가 불가능할 정도로 위험한 상태가 된다는 사실은 틀림없습니다. 그렇다면 LDL 수치가 낮고, 기준치 내에 있다면 괜찮을까요? 사실 그리 단순하게 정리하기는 어렵습니다.

HDL 수치가 높으면 혈관을 젊게 유지할 수 있다. LDL 수치가 높으면 동맥경화가 진행된다

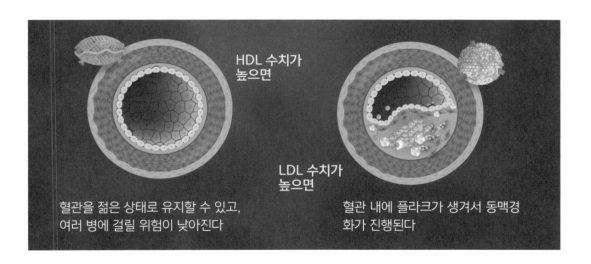

HDL 수치가 높으면

LDL 수치가 높으면

혈관을 젊은 상태로 유지할 수 있고, 여러 병에 걸릴 위험이 낮아진다

혈관 내에 플라크가 생겨서 동맥경화가 진행된다

체내 콜레스테롤 상태를 판단하려면 LDL 수치뿐만 아니라 HDL 수치도 매우 중요하게 살펴야 합니다.

콜레스테롤을 회수하는 HDL의 알려지지 않은 역할

HDL은 **혈액 속 여분의 콜레스테롤을 회수하여 간장으로 돌려보내는 역할**을 합니다. 혈액 속에 많은 LDL이 머무르는 상태가 이어지면 산화되어 혈관벽에 파고들기 때문에 혈중 LDL을 줄이는 HDL은 동맥경화 예방에 큰 역할을 합니다. 그뿐만이 아닙니다. **HDL은 강한 항산화 작용을 하기 때문에 LDL의 산화를 막아주기도** 합니다. 이 두 가지 작용으로 HDL은 동맥경화를 예방합니다.

그래서 LDL 수치가 높지 않아도 HDL 수치가 낮으면 동맥경화가 진행되기 쉽습니다. 반대로 LDL 수치가 다소 높더라도 HDL 수치가 평균보다 높으면 동맥경화로 진행될 가능성은 그리 높지 않습니다. 이처럼 **콜레스테롤은 LDL과 HDL의 균형이 매우 중요**합니다(86쪽 참고). 그리고 최근 HDL의 또 다른 역할이 주목받고 있습니다.

바로 **혈관벽에 파고든 산화된 LDL을 회수하는 '제거 능력'**(35쪽 참고)입니다. 지금까지 산화된 LDL이 달라붙은 혈관벽은 예전 상태로 회복하지 못한다고 여겼습니다. HDL의 '제거 능력'은 지금까지의 상식을 뒤집는 획기적인 발견입니다. 이처럼 HDL은 다양한 방면에서 동맥경화 예방과 개선에 도움을 준다는 사실이 새롭게 밝혀졌습니다.

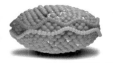

콜레스테롤이 나쁜 것이 아니라
혈관 내에서 산화된 LDL이 위험인자

산화된 LDL은 노화와 병을 초래한다

LDL은 호르몬과 세포막의 원료인 콜레스테롤을 운반하는 중요한 역할을 합니다. 그러나 산화되면 혈관에 상처를 냅니다.

산화란 세포가 불안정한 상태가 되면서 단백질이나 지방이 변하여 파괴되는 것을 말합니다. **산화가 진행되면 체내 노화가 빨라지고 동맥경화, 당뇨병, 암, 치매 등 다양한 병을 일으킵니다. 세포가 산화되는 주요 원인은 활성산소입니다.**

우리가 체내에 주입한 산소의 일부가 체내에서 대사되는 과정에서 평소보다 활성화된 것을 활성산소라고 합니다. 즉 **우리가 살면서 호흡을 하는 이상 체내에서는 일정량의 활성산소가 만들어집니다.**

산화를 억제하는 힘은 나이가 들면서 저하된다

활성산소는 암세포나 병원균을 공격하는 등 면역에 관련된 역할을 합니다. 다만 체내에 활성산소가 과하게 늘어나면 정상적인 세포에 상처를 내기 때문에 다양한 병이 유발됩니다.

콜레스테롤
간장에서 콜레스테롤이
만들어진다

LDL
전신의 세포에
콜레스테롤을 운반한다

전신의 세포

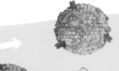

간장

HDL
남은 콜레스테롤을
회수하여 간장으로
다시 보낸다

산화된 LDL 상처가 생긴 혈관벽에 파
고들면 면역세포인 대식
세포(Macrophage)가
산화된 LDL을 집어삼키
며 분해된다

신체를 보호하기 위해서 우리 몸은 **활성산소를 없애는 시스템**을 갖추고 있습니다. 그러나 나이가 들면서 이 기능이 서서히 약화되기 때문에 어느 정도 연령대가 되면 활성산소로 인한 폐해가 늘어납니다. 그로 인해 노화가 시작되어 다양한 병이 생기기 시작합니다. 또 **활성산소는 자외선, 흡연, 격렬한 운동, 과도한 스트레스, 산화된 음식 섭취 등을 통해서도 증가**합니다.

나이와 관계없이 담배를 피우거나, 마라톤이나 강도 높은 근육 트레이닝을 습관적으로 하고, 심신이 모두 지쳐 있거나 식생활이 불규칙하면 체내 활성산소가 증가합니다. 그렇게 되면 **체내의 노화가 진행되어 고혈압, 당뇨병, 동맥경화, 뇌졸중, 심장병 등 생활습관병에 걸릴 위험이 높아집니다.** 혈관도 산화로 인해 손상을 입습니다. **혈관 내피세포에 상처가 나기 쉽고, 산화된 LDL이 혈관벽에 파고들어 동맥경화가 진행되고 플라크가 생깁니다.** 체내의 산화를 막기 위해서는 강한 항산화 작용을 하는 음식을 섭취하거나 활성산소를 늘리는 흡연, 격렬한 운동을 피해야 합니다(제3장 참고).

그 외에도 **체내 산화를 억제하는 시스템(HDL 합성을 촉진하는 등)이 활성화 되도록 만드는 일도 중요**합니다. 활성산소로 인한 손상을 막는 일은 치매 예 방은 물론 건강한 장수로 이어집니다.

플라크는 이렇게 생긴다

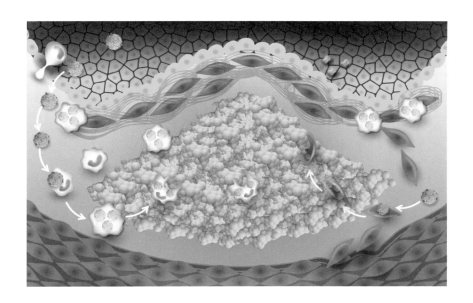

❶ 상처 난 혈관벽에 산화된 LDL이 파고든다. 면역세포인 대식세포는 산화된 LDL을 이물질로 간 주하고, 체내에서 집어삼켜 분해한다.

❷ 한계에 다다를 때까지 산화된 LDL을 먹은 대식세포는 사멸 후 포말세포가 되고, 혈관벽 내에 쌓인다.

❸ 산화된 LDL, 포말세포가 많이 축적될수록 플라크가 커진다.

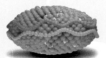

한번 동맥경화가 진행되면
원래 상태로 못 돌아가나?
HDL이 산화된 LDL을 제거한다

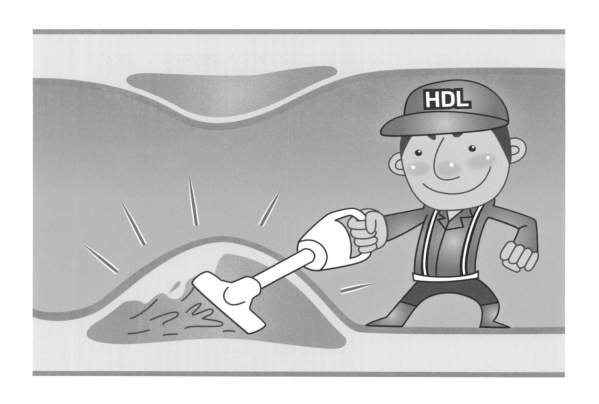

HDL이 혈관벽에 붙은 산화된 LDL을 제거한다

지질대사에 관한 연구가 이루어지면서 혈중 HDL이 양적으로 늘어나도 심장병 등의 혈관질환 위험이 낮아지지 않았다는 결과가 나왔습니다. 그래서 HDL의 수치(HDL에 함유된 콜레스테롤의 양) 대신 그 기능이 주목을 받기 시작했습니다. HDL의 기능 중 특히 주목이 집중된 부분은 **혈관벽에 달라붙은 산화된 LDL을 회수하는 역할**입니다. 이는 진행된 동맥경화를 개선하는, 지금까지 잘 알려지지 않았지만 새롭게 주목받고 있는 HDL의 대표적인 기능입니다.

33쪽의 그림과 함께 설명했듯이 어떠한 요인으로 혈관벽에 상처가 나면 산화된 LDL이 그 혈관벽 부위 속으로 침입합니다. 그렇게 되면 면역세포인 대식세포(백혈구 중 하나)가 산화된 LDL을 이물질로 간주하고 마구 먹습니다(불필요한 것을 먹어치우고 분해한다). 그 수가 적으면 좋겠지만 산화된 LDL이 너무 많이 침입하면 대식세포가 한계를 맞이하여 파열합니다(포말세포).

최신 연구를 통해 **HDL에는 대식세포에 먹힌 산화된 LDL을 제거한 후 간장으로 되돌아가는 기능(제거 능력)이 있다**고 밝혀졌습니다.

동맥경화의 혈관은 원래대로 돌아가지 못한다고 여겨왔다

지금까지 동맥경화가 진행된 혈관은 본래 상태를 회복하지 못한다고 여겨왔습니다. 혈관의 노화는 막지 못한다는 게 정설로 굳어져 있었습니다.

그러나 최신 연구에서는 **생활습관병에 주의하면 혈관의 젊음을 되찾을 수 있다**고 말합니다. **고혈당과 고혈압을 개선하고, 콜레스테롤의 균형을 잘 맞추면 혈관 상태는 개선됩니다.**

특히 **HDL이 산화된 LDL을 제거하는 힘(제거 능력)은 혈관이 젊음을 되찾도록 돕고, 심혈관질환의 발병 위험을 낮추는 데에도 관여한다**는 사실이 밝혀졌습니다.

전문가는 HDL의 기능도 주목한다

HDL은 수치(콜레스테롤의 양)보다 질이 중요하다는 사실이 전문가들 사이에 서 주목을 끌고 있습니다. 또 **당뇨병을 앓고 있거나 체내에 만성염증이 있으면** HDL 조직이 변화하여 콜레스테롤의 회수 기능, 산화된 LDL 제거 능력 등을 잃은 '**기능부전 HDL**'이 된다는 사실도 밝혀졌습니다.

전문가는 단순히 HDL의 수치를 조절하는 것만으로는 불충분하고, **HDL의 기능을 높게 유지하는 일이 심혈관질환 예방에 중요하다고**(HDL의 질이 중 **요**) 봅니다.

하지만 일반적인 검사로는 HDL의 제거 능력을 측정하지 못합니다. 자신의 HDL이 어떠한 상태인지 파악하기는 어렵습니다. 현재 건강 검진의 결과 및 수치에 문제가 있을 때 실시하는 치료는 LDL 수치 낮추기에 초점이 맞춰져 있을 뿐, HDL에 대해서 안내받을 기회는 거의 없습니다.

HDL 연구 분야에서 최근 새로운 사실이 차례차례 밝혀지고 있습니다. 앞으 로 연구가 더 진행되면 'HDL의 양과 질을 높이는 방법'이 주목받는 시대가 올 가능성이 있습니다.

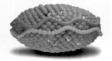

사람은 혈관과 함께 늙는다
동맥경화는 다양한 병을 일으킨다

동맥경화 진행 속도는 나이가 들면서 빨라진다

'**사람은 혈관과 함께 늙는다.**' 현대의학의 발전에 공헌한 윌리엄 오슬러(William Osler, 1849~1919)가 남긴 말입니다. 지금부터 약 200년 전, 동맥경화라는 증상이 밝혀지기 전부터 **혈관 노화가 수명에 영향을 끼친다**는 점을 단언했던 셈입니다.

혈관은 산소나 영양 등 생명을 유지하기 위해서 필요한 물질을 혈액과 함께 전신으로 보냅니다. 알기 쉽게 말하자면 식물에게 물을 줄 때 호스 같은 역할을 합니다. 물이 없으면 식물이 시들어버리듯 혈액이 흐르지 않으면 사람은 죽습니다. 혈관은 생명을 유지하기 위한 생명선입니다. 젊을 때는 혈관 내측 공간이 넓고, 혈관벽도 부드러워서 혈액이 원활하게 흐릅니다. 노화는 물론 병에 걸릴 위험도 적습니다.

하지만 나이가 들면서 혈관을 젊게 유지하는 능력은 서서히 쇠퇴합니다. 그렇게 되면 혈관벽에 상처가 나기 쉽고, 산화된 LDL이 혈관벽에 쌓여갑니다. 동맥경화가 진행되어 플라크가 생기면 혈관 내측 공간이 좁아져 혈액의 흐름이 나빠집니다.

혈액의 흐름이 나빠지면 혈액을 전신으로 옮길 때 큰 힘이 필요해져 혈압이 올라갑니다. 혈압이 올라가면 혈관벽에 상처가 나기 쉽고 동맥경화까지 진행됩니다. 아무런 대책을 취하지 않으면 **나이가 들면서 동맥경화가 빠르게 진행되며 혈관은 유연성을 잃고 상처도 쉽게 납니다.** 호스가 세월이 흐르면서 너덜너덜해지는 것과 동일합니다.

혈관이 너덜너덜해지면 전신 세포에 혈액을 원활하게 보내지 못합니다. 그 결과 노화가 진행되고 다양한 병이 생깁니다.

혈관의 노화는 다양한 병을 초래한다

우리의 체내는 전신 세포에 혈액을 보내기 위해 혈관으로 둘러싸여 있습니다. 그 길이는 상상을 초월하는데 모세혈관까지 포함하면 지구를 2번 반이나 두를 만한 길이라고 합니다.

모세혈관이 모인 장기나 심장의 관동맥 등 두꺼운 혈관이 있는 장기에서 동맥경화가 진행되면 생명에 지장을 주는 병이 생기기도 합니다. 혈관을 젊게 유지하면 이러한 병을 예방할 수 있습니다.

동맥경화는 다양한 병을 초래한다

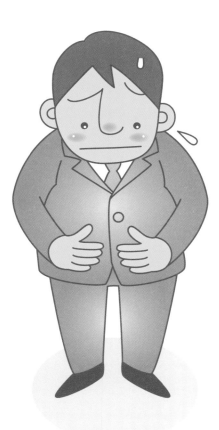

뇌

뇌경색
뇌출혈
혈관성치매

눈

고혈압성망막증
당뇨병성망막증
망막동맥경화증

신장

만성신장병
당뇨병성신증
신부전
인공투석

심장

부정맥
심근경색
협심증
심부전

혈관

대동맥류
대동맥해리
폐쇄성동맥경화증

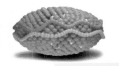

45세 이전에 LDL이 높으면
심혈관질환에 걸릴 위험이 높아진다

대규모 추적 조사로 판명된 심혈관질환의 위험

독일에 있는 함부르크 심장혈관센터 연구팀은 미국, 유럽, 오스트레일리아 등 19개 국가에서 약 39만 9천 명을 대상으로 **콜레스테롤 수치와 심혈관질환 발병 위험의 관계를 분석**했습니다.

심혈관질환이란 심장과 관련된 혈관이나 심근에 문제가 생겨 심장에 혈액이 충분히 도달하지 못하는 병입니다. 혈관의 병이며, 동맥경화 진행과 관련이 있습니다. **심혈관질환은 일본인의 사망 원인 제2위**로 꼽히며(105쪽 참고) 협심증, 심근경색, 부정맥, 심방세동, 심부전 등이 있습니다. 그중에서도 **심근경색은 돌연사의 최대 요인**으로 꼽힙니다.

연구팀은 콜레스테롤 수치를 기준으로 피험자를 다섯 개 그룹으로 나눈 다음 심혈관질환 발병 위험을 분석했습니다. 그 결과 LDL **콜레스테롤의 수치와 Non-HDL 콜레스테롤(46쪽 참고) 수치가 높을수록 심혈관질환의 발병 위험이 높아진다**는 사실을 확인했습니다.

이러한 경향은 특히 **45세 미만의 비교적 젊은 연령층에서 뚜렷하게 나타났습니다.** 연구팀은 '젊을 때부터 LDL 콜레스테롤 수치가 높으면 혈관이 더 긴 시간 동안 손상을 입은 관계로 심혈관질환 위험이 높아진다'고 분석했습니다.

심혈관질환이 무서운 이유는 자각 증상 없이 진행되기 때문입니다. 나도 모르는 사이에 진행되어 어느 날 갑자기 쓰러질지도 모릅니다. 그렇게 되지 않도록 **젊을 때부터 콜레스테롤에 대해 알아두고 대책을 세워야** 합니다. 빨리 시작할수록 혈관 손상을 줄일 수 있습니다.

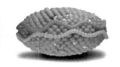

치매 위험과
관련된 HDL

일본인을 대상으로 한 대규모 조사로 판명된 치매와 HDL의 관계

콜레스테롤과 치매의 관계를 조사한 연구 결과가 몇 가지 있습니다. 여러 연구에서 **HDL이 높으면 경도인지장애, 치매에 걸릴 위험이 줄어든다**고 밝혔습니다. 일본의 국립암연구센터에서도 나가노현 사쿠시에서 얻은 1,114명의 건강 검진 데이터를 바탕으로 HDL과 경도인지장애 및 치매에 걸릴 위험 관계를 조사 중입니다.

조사를 시작한 지 약 20년이 지난 무렵 조사 대상 1,114명 중 386명은 경도인지장애, 53명은 치매 진단을 받았습니다. 이 중에서 경도인지장애, 치매라고 진단받은 사람을 HDL 콜레스테롤 농도를 기준으로 4개 그룹으로 나누어 흡연이나 음주 등 다른 위험인자를 통계학적으로 정리해 비교한 끝에 다음과 같은 결론을 내렸습니다.

HDL 콜레스테롤 농도가 가장 낮은 그룹을 기준으로 봤을 때 농도가 높아질수록 경도인지장애 및 치매 발생 위험이 낮아졌습니다. HDL 콜레스테롤 농도가 가장 높은 그룹은 가장 낮은 그룹에 비해서 **경도인지장애 위험이 53% 낮아졌고, 치매 위험은 63%로 낮아졌습니다.**

이 연구를 통해 **중년기의 HDL이 고령이 되었을 때의 인지 기능과 연관이 있다**는 점, 젊을 때부터 HDL을 조금이라도 높이는 생활을 해야 치매 예방에 도움이 된다는 가능성이 제시되었습니다. HDL은 동맥경화 예방에도 혈관성 치매 예방에도 도움이 됩니다. 최근에는 아밀로이드 베타($A\beta$)와의 관계도 주목을 끄는 중입니다(93쪽 참고).

콜레스테롤 에 대한 의문
❶ 좋은 콜레스테롤과 나쁜 콜레스테롤?

알기 쉽도록 일부 역할 소개

건강 검진 때 혈액 검사를 통해 살펴보는 점은 **HDL, LDL이 각각 함유하는 콜레스테롤 양**입니다.

HDL은 HDL-C(고밀도지질단백질-콜레스테롤, high-density lipoprotein cholesterol)로, 고밀도 리포 단백질 콜레스테롤, HDL 콜레스테롤, 좋은 콜레스테롤 등으로 불립니다. LDL은 LDL-C(low-density lipoprotein cholesterol)로, 저밀도 리포 단백질 콜레스테롤, LDL 콜레스테롤, 나쁜 콜레스테롤 등으로 불립니다. 이 외에도 혈액 속에 있는 모든 콜레스테롤을 조사하는 총 콜레스테롤도 있습니다.

미국과 유럽에서는 콜레스테롤의 수치가 높고 낮음을 판단해도, 콜레스테롤 그 자체를 좋은 것과 나쁜 것으로 구분하지는 않습니다. 반면에 일본에서는 콜레스테롤을 소개할 때 일부 특징을 들어 HDL을 좋은 것, LDL을 나쁜 것으로 소개합니다. 그래서 LDL은 몸을 해롭게 하는 나쁜 물질이라는 이미지가 생겼습니다.

원래는 **둘 다 중요한 역할을 하며 좋고 나쁨으로 나눌 수는 없습니다.** 다만 LDL이 너무 높으면 동맥경화가 진행되기 쉽고, HDL의 기능이 건강한 장수에 도움이 된다는 점은 사실입니다.

지질에 대한 연구가 진행 중인 현재, HDL이나 LDL의 콜레스테롤 양만으로는 건강 상태를 살펴보기 어렵다고 밝혀졌습니다. 그래서 최근에는 Non-HDL 콜레스테롤이라는 검사 항목도 등장했습니다. 이는 총 콜레스테롤에서 HDL 콜레스테롤을 뺀 수치입니다. 하지만 이것도 충분하지는 않습니다.

콜레스테롤 에 대한 의문

② 콜레스테롤의 기준치는?

지질이상증의 기준치

LDL 콜레스테롤	140mg/dL 이상	고 LDL 콜레스테롤혈증
	120~139mg/dL	경계역 고 LDL 콜레스테롤혈증
HDL 콜레스테롤	40mg/dL 미만	저 HDL 콜레스테롤혈증
트리글리세라이드 (중성지방)	150mg/dL 이상 (공복 시 채혈/10시간 이상 단식)	고 트리글리세라이드혈증
	175mg/dL 이상(즉시 채혈/ 공복 상태라는 점이 확인되지 않을 경우)	
Non-HDL 콜레스테롤	170mg/dL 이상	고 non-HDL 콜레스테롤혈증
	150~169mg/dL	경계역 고 non-HDL 콜레스테롤혈증

출처: 동맥경화성 질환 예방 가이드라인 2022년판(일본동맥경화학회)

콜레스테롤 이상은 지질이상증으로 진단된다

혈중 LDL과 HDL이 너무 높거나 너무 낮은 현상을 **지질이상증**이라고 합니다. 예전에는 고지혈증이라고 불렀으나 수치가 낮아도 문제가 있기 때문에 명칭이 달라졌습니다.

지질이상증을 진단하는 기준은 콜레스테롤과 중성지방의 수치입니다. 이 두 가지 모두 **동맥경화를 일으키는 위험 요인**입니다. 기준치는 47쪽의 표와 같습니다.

다만 기준치에서 벗어났다고 해서 바로 약을 복용하는 방식의 치료를 실시하지는 않습니다. 먼저 식사나 운동 등 생활습관을 개선하도록 지도하며, 이를 실천해도 수치가 나빠질 때 약을 처방합니다. 약의 복용을 둘러싸고 수명이 늘어나지는 않는다, 부작용이 있다는 등의 이유로 복용을 반대하는 전문가도 있어 의견이 엇갈립니다. **콜레스테롤은 생명 유지에 반드시 필요하고, 단순히 낮추기만 하면 되는 것도 아니기 때문입니다.**

콜레스테롤 에 대한 의문

❸ 건강을 위해서는 LDL을 낮춰야 하지 않을까?

콜레스테롤이 너무 낮으면 폐해가 생긴다

콜레스테롤을 무턱대고 낮추는 것은 좋지 않다는 사실은 미국의 보스턴대학 공중위생대학원의 마리아 글리모어(Maria Glymour) 교수팀의 연구로 밝혀졌습니다. 연구 그룹은 조사를 시작할 무렵에는 치매 증상을 보이지 않았던 피험자 18만 4,367명(55세 이상)을 대상으로 20년 가까이 추적 조사를 실시했습니다.

추적 기간 중에 치매를 앓기 시작한 2만 5,214명을 HDL 수치를 기준으로 5개 그룹으로 분류하여 치매의 발병 위험을 조사한 결과, 수치가 가장 높은 그룹과 가장 낮은 그룹은 중간 그룹에 비해 치매 발병 위험이 높다는 사실이 밝혀졌습니다. 가장 높은 그룹은 7%, 가장 낮은 그룹은 15%로 **가장 낮은 그룹의 치매 발병 위험이 높았습니다.**

또 LDL과 치매 발병의 관련성은 인정되지 않았습니다. 다만 LDL 수치가 높은 그룹을 콜레스테롤을 낮춰주는 스타틴 계열 약의 사용 유무에 따라 나눠서 분석한 결과 **스타틴을 사용한 그룹에서 치매 발병 위험이 약간 올라갔다**고 합니다.

한편 **스타틴을 사용하지 않은 쪽은 발병 위험이 약간 내려갔습니다.** 스타틴과 치매에 관한 연구 결과 자료는 더 찾아볼 수 있는데, 2012년에 미국 식품의약품국(FDA)은 '스타틴은 인지 기능이 저하될 우려가 있다. 다만 미미한 수준이라면 심각하지는 않다'라고 밝혔습니다. **알츠하이머병을 앓고 있는 사람에게 스타틴 투여는 권하지 않는다는 전문가의 의견도 있습니다.**

콜레스테롤 에 대한 의문
❹ 식사에 주의해야 할까?

영향은 크지 않지만 주의하는 편이 좋다

체내의 콜레스테롤은 간장에서 합성되는 것이 약 80%, 식사를 통해 생기는 것이 약 20%로 식사의 영향은 그리 크지 않습니다. 콜레스테롤은 나쁘다는 취급을 받아왔지만 2015년에는 미국의 농무부와 보건복지부가 '식사 중 콜레스테롤 섭취를 제한할 필요는 없다'고 발표했습니다. **일본에서도 후생노동성이 〈일본인의 식사 섭취 기준 2015년판〉에서 콜레스테롤의 상한치를 없앴습니다.**

식사 중 섭취한 콜레스테롤이 혈중 콜레스테롤에 어느 정도의 영향을 끼칠지는 개인차가 커서 일률적으로 말하기 어렵다는 점이 밝혀졌기 때문입니다. 그렇지만 식사의 영향이 전혀 없지는 않기에 총 콜레스테롤이나 LDL이 높다는 지적을 받았다면 주의해야 합니다. 관리하면 지질대사가 점차 나아집니다. 구체적으로는 콜레스테롤을 체외로 배출하는 식이섬유를 많이 섭취하는 방식을 권장합니다.

식이섬유를 많이 함유한 채소나 현미, 해초류, 버섯 등을 적극적으로 섭취합시다. 또 지방이 많은 음식, 특히 트랜스지방산이 많은 음식을 삼가는 것도 중요합니다. 트랜스지방산은 산화된 지질로, 과하게 섭취하면 노화가 빠르게 진행되고 병을 초래한다는 사실이 밝혀졌습니다. **트랜스지방산을 많이 섭취하면 HDL이 줄어들고, LDL이 늘어난다**는 사실도 밝혀졌습니다. 건강에 영향을 주지 않는다는 주장도 있지만, 건강한 장수를 위해서는 피하는 편이 낫습니다. 식사에 대한 상세한 내용은 108~117쪽을 참고해 주세요.

나이가 들면서 HDL이 줄어들고 LDL이 늘어나 병에 걸릴 위험도 높아진다

콜레스테롤은 20대를 지나면 악화일로를 걷는다

지금까지 HDL과 LDL 그리고 동맥경화에 대해 상세히 설명했습니다. 건강한 장수를 위해서는 혈관을 젊게 유지해야 하며, 그러기 위해서는 콜레스테롤 균형이 중요하다는 점을 충분히 파악했으리라 봅니다.

혈관을 젊게 유지하고 동맥경화를 예방하려면 HDL을 늘리고, LDL은 줄여야 합니다. 하지만 실제로 HDL은 **나이가 들면서 줄어들고, LDL은 반대로 늘어납니다**(52쪽 그래프 참고).

남성은 20~40대에 LDL 증가 여성은 남성보다 HDL이 많은 편

남성의 HDL은 20~24세에 정점에 달한 후 줄어듭니다. 또 여성에 비해 그 수치가 낮은 경향이 있습니다. 남성보다 여성의 평균 수명이 긴 이유는 HDL과 관련이 있을지도 모릅니다.

남성의 LDL은 15~19세 때 가장 적고, 20~40대에 걸쳐 늘어납니다. 중년기 남성에게서 고혈압 증상이 늘어나는 이유는 **LDL 증가에 따른 동맥경화**와 관련이 있다는 가능성도 제기됩니다. 여성과 달리 남성은 45~49세 이후 LDL이 감소하지만 **HDL의 수치 역시 낮아서 안심하기 어렵습니다.**

반면 여성의 HDL 수치는 남성에 비해 높은 상태를 유지합니다. 그러다 40대 후반을 지날 무렵, **갱년기를 맞이하는 시기부터 그 수치가 급격히 줄어듭니다.** 또 남성과는 반대로 **갱년기 이후, LDL이 급격히 증가**합니다. 그래서 **여성은 갱년기 이후에 동맥경화 증상이 나타날 위험이 높아진다**고 볼 수 있습니다.

20대 이후 HDL은 줄어들고 LDL은 늘어난다

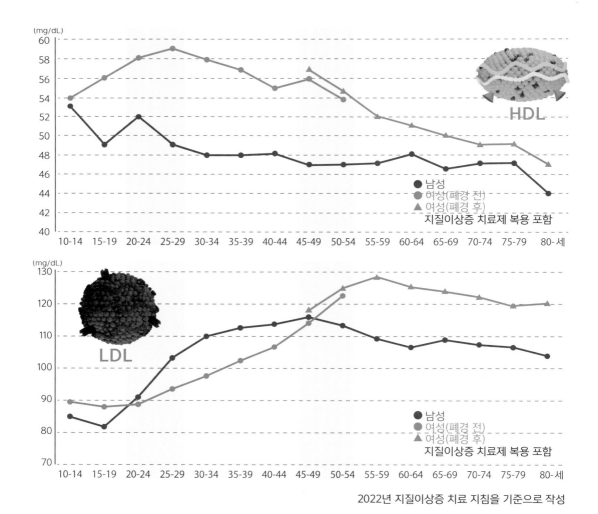

2022년 지질이상증 치료 지침을 기준으로 작성

HDL이 줄어들고, LDL이 늘어난 상태를 방치하면 혈관벽에 산화된 LDL이 침입해 점차 동맥경화가 진행됩니다. 동맥경화가 진행되더라도 별다른 증상이 없어서 스스로 알아차리기는 어렵습니다. 그대로 **방치하면 혈관은 10년, 20년에 걸쳐 노화가 진행됩니다.**

그러다 어느 날 갑자기 심근경색이나 뇌졸중으로 쓰러지거나 인지 기능이 서서히 저하되는 등 언젠가는 증상이 드러납니다. 이를 막기 위해서는 **평소에 HDL을 늘리고, LDL은 줄이는 생활**이 습관화되도록 각별히 주의를 기울여야 합니다. 지금 시작해도 늦지 않습니다. 다만 콜레스테롤 수치가 변하기 시작하는 **남성의 중년기, 여성의 갱년기 때는 특히 주의해야 합니다.**

특히 주의해야 하는 사람은
중년기 이후 남성과 폐경기 여성

남성은 금연이 필수
과한 음주도 주의 요망

남성은 여성에 비해 HDL 수치가 낮다는 약점이 있습니다. 그렇기 때문에 중년기부터 동맥경화가 진행되지 않도록 주의해야 합니다.

담배 연기에는 유해 물질이 있어서 암의 발병이나 폐기능 저하에 큰 영향을 끼칩니다. 알츠하이머병의 위험 요인이기도 합니다. 이것만으로도 건강에 큰 폐해가 생기는데 더 경각심을 가져야 할 점은 **담배에 포함된 니코틴과 일산화탄소가 전신의 혈관에 손상을 가한다**는 사실입니다. **혈액 속 활성산소도 늘어나고, 담배를 피울 때마다 동맥경화가 빠르게 진행됩니다.** 만약 담배를 피우는 습관이 있다면 지금 바로 끊어야 합니다.

알코올은 중성지방을 늘리지만, HDL의 합성을 촉진한다는 보고가 있습니다. 그래서 알코올은 HDL을 늘리고, 뇌졸중이나 심근경색이 발생할 위험을 낮춘다고 알려졌습니다. 다만 지금까지 안내했듯이 **HDL은 수치뿐만 아니라 질(기능)과도 관계가 있다**는 사실이 밝혀졌습니다. **알코올을 과하게 섭취하면 HDL의 질을 떨어뜨릴** 가능성이 높으니 음주량은 적당하게 유지해야 합니다.

여성은 호르몬의 영향을 받는다
갱년기 때는 더 주의해야 한다

사실 여성 호르몬인 에스트로겐은 콜레스테롤 합성과 관련이 있습니다. **여성 호르몬이 충분히 분비되면 HDL의 수치가 증가하고 기능도 향상돼 혈관벽에서 산화된 LDL을 제거하는 능력이 강화됩니다.**

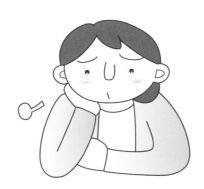
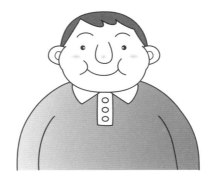

게다가 **혈중 LDL 수치를 낮추는 역할도** 합니다. 즉 **여성은 남성에 비해 체질적으로 동맥경화가 잘 진행되지 않습니다.** 하지만 호르몬의 혜택은 여성 호르몬이 분비되는 기간에 한정됩니다. **갱년기를 맞이해 여성 호르몬 분비가 줄어들면 HDL 수치는 낮아지고 LDL 수치는 높아집니다.**

그렇게 되면 혈관의 동맥경화가 진행됩니다. **갱년기 이후의 여성에게 고혈압이나 지질이상증 등 생활습관병이 늘어나는 이유는 여성 호르몬의 효과를 더 이상 누리지 못하기 때문**입니다. 갱년기 여성은 두통, 현기증, 어깨 결림, 요통, 초조함, 분노 등 쉽게 자각할 수 있는 증상이 자주 나타납니다.

여기에 더해서 증상은 없지만 동맥경화가 진행되기 쉽다는 점도 염두에 두어야 합니다. 콜레스테롤, 혈압, 혈당치 등 혈액의 상태에 주의를 기울여야 합니다.

과도한 스트레스를 받을 때도 혈관 상태가 악화된다

중년기 남성은 막중한 책임감이 동반되는 일을 맡기도 하고, 중간 관리직에 속한 만큼 상사와 부하 사이에서 스트레스가 많이 쌓이기도 합니다.

갱년기 여성도 체력으로 인한 스트레스나 부모 간병 등 여러 가지 힘든 일이 겹치기 쉽습니다. 몸도 마음도 지쳐 스트레스로 가득한 생활을 보내는 사람이 적지 않습니다.

사실은 이 **스트레스도 동맥경화의 요인**이 됩니다. **스트레스가 체내에 활성산소를 늘리기 때문**입니다.

스트레스를 쌓아두지 않도록 기분 전환에 세심히 신경 써야 합니다.

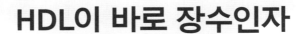

HDL이 바로 장수인자
돌연사, 누워서 지내는 상태,
간병이 필요한 질병을 예방한다

HDL이 높은 상태를 장수 증후군이라고도 부른다

예전에 장수하는 사람이 많은 마을을 조사한 결과, 해당 마을에 HDL 수치가 높은 사람이 많다는 사실이 드러났습니다. 그 후 연구를 통해 **이 마을에는 유전적으로 HDL 수치가 높은 사람이 많다는 것이 밝혀졌고, 그러한 체질을 '장수 증후군(長壽症候群)'이라고 부르기 시작했습니다.**

계속 진행된 연구를 통해 HDL은 질도 중요하다는 점, 수치가 높다고 무조건 좋다고만 하기는 어려운 점, 체질도 관련이 있지만 그것만이 전부는 아니라는 점 등이 알려졌습니다.

그럼에도 **중년기에 HDL의 수치가 높으면 심혈관질환이나 치매가 발생할 위험이 낮아진다는 연구 결과**가 다수 있습니다. 또 HDL이 많을수록 여분의 LDL 회수가 원활하게 이루어지기 때문에 HDL이 동맥경화 예방에 도움이 된다는 사실은 틀림없습니다.

심혈관질환은 일본인의 사망 원인 2위를 차지합니다. 치매는 누워서 지내는 상태로 이어지는 가장 큰 요인입니다. 이 **두 가지 위험을 줄여주는 HDL이야말로 장수인자**라고 표현할 수 있겠죠.

인지 기능 유지에도 관련이 있는 HDL

최근에는 인지 기능과 HDL의 관계도 주목을 끌고 있습니다. 뇌 안에는 콜레스테롤이 많이 존재합니다. 뇌 안에서 합성된 콜레스테롤입니다.

뇌에 들어가는 혈관에는 혈액뇌장벽이라고 불리는 관문소 같은 것이 있어서 뇌에 유해 물질이 들어가지 않도록 보호해 줍니다. 혈중 HDL이나 LDL은 혈액뇌장벽을 통과하지 못하기 때문에 혈액 속 콜레스테롤의 상태와 뇌 안의 콜레스테롤 대사는 다른 물질로 여겨왔습니다.

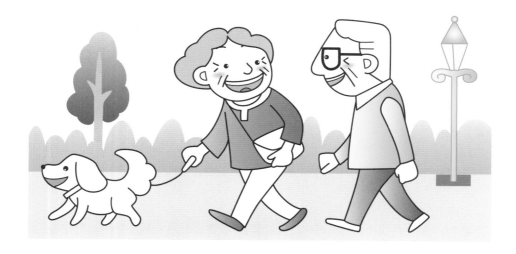

하지만 44쪽의 연구 보고에도 있듯이 혈중 HDL 수치가 높으면 경도인지장애나 치매가 나타날 위험이 낮아집니다. 또 최신 연구를 통해 HDL은 신경세포의 아밀로이드 베타($A\beta$)와 결합해 이를 뇌 바깥으로 배출하는 역할을 한다고 밝혀졌습니다. 아밀로이드 베타($A\beta$)는 알츠하이머병의 요인이기 때문에 **HDL은 인지 기능 저하를 예방하는 데에도 도움**이 되는 셈입니다.

건강하게 오래 살기 위한 열쇠는 장수인자 HDL

장수인자 HDL은 혈관뿐만 아니라 뇌를 젊게 유지하는 중요한 역할을 합니다.

그러나 이 외에도 아직 세상에 알려지지 않은 다양한 역할들이 더 많습니다. HDL에 대한 연구는 지금 적극적으로 이루어지는 중이며 새로운 사실이 계속 드러나고 있습니다. 이는 분석 기술이 발전하고, 지질 대사가 어떻게 이루어지는지 계속 규명되는 것과 관련이 있습니다. **이제까지 나쁘다는 취급을 받아온 콜레스테롤이 건강한 장수에 도움이 된다고 인정을 받은 것**도 새로운 연구 결과 덕분입니다.

다만 모든 전문가들이 장수인자 HDL과 관련된 최신 정보를 인지했다고 말하기는 어려운 상황입니다. 앞으로 장수인자 HDL에 대한 이해가 깊어질수록 최신 정보도 더 많이 알려지겠지요. 모두가 **실제로 건강하게 오래 사는 지름길**이 될 것입니다.

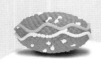

HDL을 늘리고 LDL을 줄이려면
어떻게 해야 할까?

체내 지질대사를 정상화한다

HDL을 늘리고, LDL을 줄이기 위한 방법으로 현재 가장 효과적이라고 알려진 것은 바로 운동입니다. 특히 워킹, 슬로 조깅 등의 유산소 운동이 효과적이며, 이 운동들이 총 콜레스테롤과 LDL을 줄이고 HDL을 증가시킨다는 사실이 밝혀졌습니다. 일본동맥경화학회는 **하루에 총 30분 이상의 운동을 매일 지속할 것**을 권장합니다.

운동을 좋아하지 않아서 실천할 자신이 없다면 **영양제에 의존**해도 됩니다. 판매 중인 콜레스테롤 관련 영양제 종류는 다양합니다. 가능하다면 **간장 부위의 지질대사를 촉진하는 영양제**를 추천합니다.

체내 산화를 방지하고 동맥경화를 예방한다

HDL과 LDL 수치에 주의를 기울이는 것도 중요하지만 체내의 산화를 막는 일에도 관심을 가져야 합니다. **체내에서 활성산소가 늘어나면 LDL이 산화되기 쉽고, 동맥경화도 빠르게 진행됩니다.**

우선 활성산소를 늘리는 흡연, 과도한 스트레스, 격렬한 운동, 수면 부족 등의 습관을 바로잡아야 합니다. 음식 섭취에도 주의를 기울이면 체내의 산화를 막을 수 있습니다.

녹황색 채소와 과일, 등푸른 생선, 올리브유 등 강력한 항산화 작용을 하는 음식을 매일 식단에 넣어보세요. 산화된 지질(트랜스지방산)을 많이 함유한 가공식품을 피하는 것도 체내의 산화 예방에 도움이 됩니다(제3장 참고).

HDL의
양과 질을 높이는
쿠바산 폴리코사놀

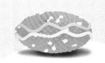

100세 이상 인구가
일본보다 많은 장수 국가 쿠바

100세 이상 장수 인구 비율이 일본보다 높은 쿠바

컬러풀한 클래식 카, 복고풍 감성이 짙은 색의 건물이 즐비한 쿠바. 인구는 약 1,100만 명, 카리브 해안에서 가장 큰 섬나라로 정식 명칭은 쿠바 공화국입니다. 아름다운 자연으로 둘러싸여 카리브해의 진주라고도 불립니다. 라틴 아메리카 특유의 경쾌한 기운 덕에 밝은 느낌을 주는 이미지가 있는데, **세계적으로 의료 수준이 높은 국가**라는 사실은 잘 알려져 있지 않습니다.

쿠바는 '센테나리안의 나라' 입니다. 센테나리안(centenarian)이란 100세 이상인 사람을 뜻합니다. 일본이 100세 이상의 장수 인구가 많은 것으로 유명하지만, 실제로는 **쿠바가 일본보다 장수 인구가 더 많고 세계적으로도 최고 수준에 해당하는 장수 국가**입니다.

64쪽의 그래프는 인구 10만 명당 100세 이상 인구수를 나타낸 것입니다. 프랑스는 유럽에서 100세 이상의 인구가 가장 많은 국가로, 1970년에는 약 1,000명, 2000년에는 약 8,000명, 2024년에는 약 3만 1,000명으로 급증했습니다. 해당 그래프에서도 프랑스는 인구 10만 명당 100세 이상 인구가 38명으로 가장 높습니다.

한편 쿠바는 프랑스에 이어서 35명입니다. 20명을 기록한 일본보다 높은 숫자이지요.

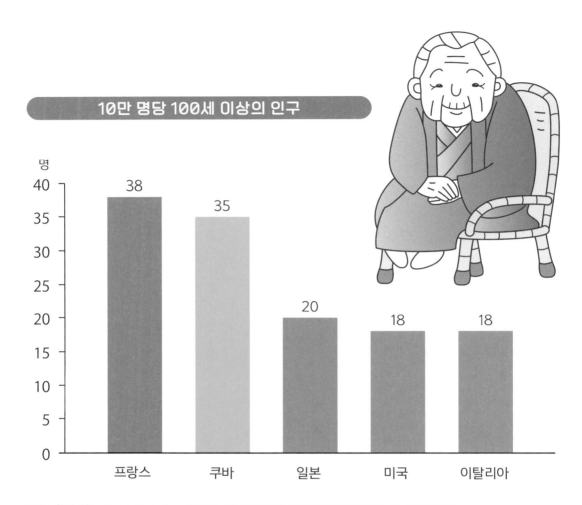

10만 명당 100세 이상의 인구

명

	38	35	20	18	18
	프랑스	쿠바	일본	미국	이탈리아

국제노화잡지(Ageing International) 2012, 라틴 아메리카 연구소(CITED)의 자료를 토대로 작성

교육과 의료는 무료
국가가 국민의 건강을 보호한다

사회주의 국가인 쿠바에서는 **의료비가 전액 무료**입니다. 쿠바에서는 **패밀리 닥터 제도**가 의료 체제의 중심 역할을 합니다.

주거 지역에는 평균적으로 주민 750명당 1명의 의사(패밀리 닥터)와 간호사가 거주하며, 해당 지역에 사는 주민을 진료합니다.

패밀리 닥터는 정기적으로 각 가정을 방문하여 밀접하게 의사소통을 하며 주민들을 문진하고 치료를 실시합니다.

자세한 검사나 치료가 필요하다고 판단될 때는 폴리클리니코(Policlinico)라고 불리는 진료소로 보내고, 입원이 필요할 때는 거주 지역 마을, 주 병원, 전국 병원 등 증상에 적합한 의료기관으로 옮깁니다.

패밀리 닥터가 주민의 건강 상태를 상세하게 파악할 수 있어서 병의 조기 발견뿐만 아니라 적절한 조기 치료가 가능합니다. 쿠바에서 의료를 담당하는 의사 수는 인구 1,000명당 9.3명에 달합니다. 일본의 경우 인구 1,000명당 의사 수는 2.7명이니 쿠바의 의사 수가 얼마나 많은지 알 수 있는 대목입니다.

미국의 경제 제도, 소련의 붕괴로 인해 경제적으로 궤멸 수준의 손상을 입은 쿠바는 그런 와중에도 모든 국민에게 의료를 무료로 제공해 왔습니다. 평균수명은 세계 최고 수준이고, 유아 사망률은 세계 최저 수준입니다.

독자적인 의료품을 개발하여 고도의 예방 의료를 달성하는 등 높은 의료 수준은 경이로울 정도입니다. 게다가 패밀리 닥터 시스템을 통해 병의 조기 발견 및 조기 치료가 가능한 덕분에 **의료비는 선진국보다 낮은 수준**으로 유지하고 있습니다.

의료품을 자국에서 생산하고 있다는 점도 의료비 삭감에 도움이 되겠죠. 세계적으로도 유명한 영화 감독 마이클 무어(Michael Moore)는 이러한 쿠바의 대응책을 영화 〈식코(SICKO)〉로 소개해 세계에 충격을 안겨주었습니다.

심근경색으로 인한 사망자가
극적으로 줄어든 쿠바
그 이유는 쿠바산 폴리코사놀

쿠바인의 총 콜레스테롤 수치 변화

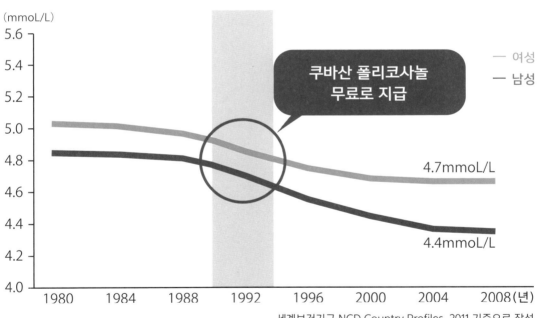

세계보건기구 NCD Country Profiles, 2011 기준으로 작성

콜레스테롤 수치
쿠바에서는 저하

식사로 섭취하는 지질이 늘어나는 데 반해, 신체 활동은 부진한 까닭에 **현대인의 콜레스테롤 수치는 증가하는 경향**이 있습니다.

일본인의 총 콜레스테롤 평균치는 **1980년부터 완만하게 증가하여 1990년 이후에는 높은 수준에 머문 채 떨어지지 않고 있습니다.** 일본의 〈국민건강·영양조사〉 결과를 살펴보면, 1980년의 총 콜레스테롤은 남성의 평균이 186mg/dL, 여성의 평균은 191mg/dL이었지만, 2010년에는 남성이 201mg/dL, 여성이 209mg/dL를 기록했습니다.

하지만 쿠바에서는 총 콜레스테롤 수치가 남녀 모두 줄어들었습니다(67쪽의 그래프 참고).

생산량이 많은 사탕수수에서
건강에 도움이 되는 성분을

미국의 금수 조치로 1960년대에 의료품이 부족해지면서 의료 위기에 빠진 쿠바는 독자적인 의료품 개발에 착수했습니다.

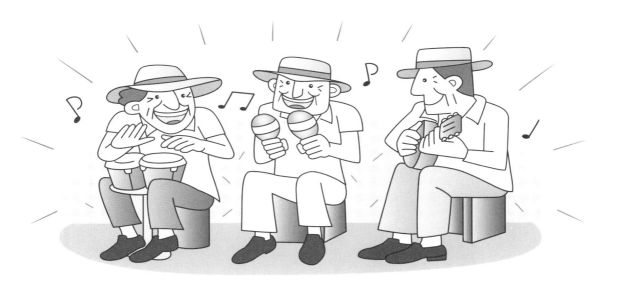

쿠바의 대표적인 생산물인 사탕수수에 건강한 물질이 들어있을 것이라는 추측에 따라 사탕수수 연구소가 설립되었습니다. 사탕수수 연구소는 연구를 거듭한 끝에 **쿠바산 폴리코사놀이라는 기능성 성분을 개발하는 데 성공**했습니다.

콜레스테롤이 줄어들면서 심근경색에 의한 사망률 저하

쿠바산 폴리코사놀이 동맥경화를 일으키는 LDL을 줄이고, 동맥경화 발생 위험을 낮추는 HDL을 늘린다는 사실이 확인되었습니다.

쿠바 정부는 **심혈관질환에 걸릴 위험이 높은 65세 이상인 사람, 스포츠 선수, 군인 등에게 폴리코사놀을 무료로 지급**하기로 했습니다. 이때가 **쿠바인들의 총 콜레스테롤이 떨어지기 시작한 시기와 겹칩니다.**

이러한 영향을 받아서인지 쿠바에서 심근경색으로 인한 사망률(인구 10만 명 당 심근경색에 의한 사망자 수)은 **1999년부터 2008년까지 10년간 34%나 줄었습니다.** 이는 극적인 변화입니다.

심혈관질환은 일본인의 사망 원인 중 2위를 차지합니다. 남성은 소폭 증가했고, 여성은 약간 감소하는 경향이 보이지만 쿠바만큼 극적으로 감소하지는 않았습니다.

제1장에서도 안내했듯이 심혈관질환의 매우 큰 위험 요인은 동맥경화입니다. 쿠바산 폴리코사놀은 HDL을 늘리고, LDL을 줄일 뿐만 아니라 HDL의 기능을 높이는 작용도 있어 **다양한 방식으로 동맥경화의 예방과 개선에 도움을 줍니다.**

제2장에서는 쿠바산 폴리코사놀에 대해 자세히 안내하겠습니다.

미국이 주도한 경제 봉쇄의 영향으로
독자적인 의료 시스템을 구축한 쿠바

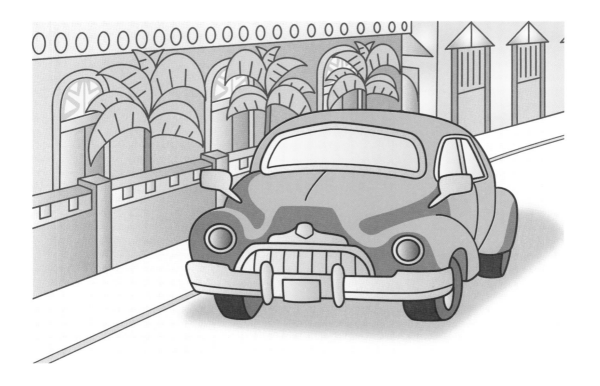

의료품이 부족해서 발전하게 된 독자적인 의료 시스템

쿠바라고 하면 **거리를 수놓는 컬러풀한 클래식 카**로 유명합니다. 이는 차를 소중히 다루는 문화, 가족에게 차를 물려주는 관습뿐만 아니라 경제 봉쇄로 수입을 하지 못하게 된 역사와도 관련이 있습니다.

의료품 역시 수입을 하지 못하게 되어, 한때는 **의료품 부족으로 의료 위기에 처하기도 했습니다.** 이때 쿠바 정부는 **자국에 있는 재료를 활용한 의료품 개발에 착수**했습니다.

결론부터 말하자면 이는 대성공을 거두었습니다. 폴리코사놀처럼, 화학물질을 사용하지 않고 유기농업 생산물에서 추출한 성분은 **부작용을 염려하지 않아도 되는 천연 의약품**으로 전 세계가 주목하고 있습니다.

쿠바에서는 자연 전통 의료에 힘을 쏟고 있습니다. 패밀리 닥터는 정원에서 자생하고 있는 허브와 같은 약초의 사용법을 가르쳐주고, 병에 걸리지 않은 가족 구성원의 건강까지 살핍니다.

또한 가족의 병력을 파악하여 이를 바탕으로 건강한 삶을 견인하고 있습니다. 그 결과 쿠바에 **내실 있는 예방 의료가 자리 잡을 수 있었습니다.**

약으로 다 해결되지는 않는다
부작용이라는 위험

병을 치료하기 위한 약은 효과가 있는 반면, 본래 목적과 다른 증상이 나타날 때가 있습니다. 이를 부작용이라고 합니다.

부작용으로 인해 예상치 못한 큰 병세가 나타나기도 해서 약으로 효과를 얻는 게 아닌, 타격을 받는 사례도 종종 발생합니다. 또 고령이 되면 약을 분해하거나 체외로 배출하는 능력이 약화되어 부작용이 생기기 쉽습니다.

약의 폐해는 뇌에도 나타납니다. 치매의 새로운 치료법 '리코드(ReCODE)'를 소개한 데일 브레드슨(Dale E. Bredesen) 박사는 '약도 치매의 요인이 되는 유해 물질이다'라고 주장했습니다. 특히 주의가 필요한 것이 역류성 식도염의 치료약인 '프로톤 펌프 저해제'와 콜레스테롤을 낮추는 '스타틴 계열의 약'입니다.

프로톤 펌프 저해제는 소화에 필요한 위산의 분비를 억제하기 때문에, 스타틴 계열의 약은 뇌가 콜레스테롤 수치를 지나치게 낮추기 때문에 치매로 이어질 수 있다고 주장하는 전문가도 있습니다.

고령이 되면 여러 지병을 앓게 되면서 복용하는 약의 종류도 많아지곤 합니다. 복용하는 약의 가짓수가 많아질수록 부작용이 생길 위험도 높아집니다. 신뢰할 만한 의사와의 상담을 통해, 필요하다면 복용하는 약을 다시 검토해 달라고 요청해 보세요.

의료 선진국으로 인정받은 쿠바
세계가 주목하는 11가지 새로운 발견

국가에서 개발을 전면적으로 지원
국산화 되어가는 의료품

쿠바에는 10곳 이상의 바이오테크놀로지, 의약품 국립연구소가 있습니다. 각각 연구를 분담하되, 서로 협력하면서 개발을 진행 중입니다. 국가의 전면적인 지원에 힘입어 지금까지 수많은 발견이 이루어졌습니다.

76쪽에서 소개하는 내용은 쿠바의 바이오테크놀로지·제약 기업인 바이오쿠바파마(BioCubaFarma)에서 발표한 '세계에 공헌한 쿠바 의료의 11가지 발견'입니다.

세계가 주목하는 지질대사 약

그중 한 가지가 지질대사를 위한 약으로 세계에 널리 알려진 쿠바산 폴리코사놀입니다. 쿠바산 폴리코사놀은 쿠바산 사탕수수 잎과, 줄기의 왁스에서 추출한 것입니다. 8가지 특별한 성분이 특정 비율로 이루어져 있습니다.

쿠바산 폴리코사놀은 1996년에 세계지적소유권기구(WIPO)에서 콜레스테롤을 낮추는 새로운 성분으로 '발명 금상'을 수상했습니다.

쿠바산 폴리코사놀이 HDL을 높이고 LDL을 낮추는 메커니즘은 **간장에서의 콜레스테롤 합성을 촉진**합니다. **HDL의 질(기능) 향상, LDL 대비 HDL 비율 개선, 고혈압 개선, 치매 예방, 간 기능 향상 등 건강하게 장수하는 데 도움이 되는 다양한 작용**이 밝혀졌습니다.

쿠바산 폴리코사놀에 대해서는 83~98쪽에서 상세히 안내하겠습니다.

공헌 중인 11가지 성분 발견했고 세계에 쿠바 의료가 새롭게

①
신경세포 이식 기술
파킨슨병 치료를 가능케
한 수술

②
쿠바산 폴리코사놀
사탕수수에서 추출한 천
연 성분. HDL을 늘리고
LDL을 줄인다

③
멜라게닌플러스
백반증(피부색이 하얗게
벗겨지는 병. 인구의 약1%
가 증상을 보인다) 치료약.
86%의 환자에게서 치료
효과가 확인되었다

④
VA-MENGOC-BC
뇌척수막염을 일으키는 뇌
척수막염균 B·C 그룹에
효과적인 백신

⑤
CIMAVAX-EGF
진행 중인 폐암 세포의 증
식을 막는 백신

⑥
암브록솔
세계적으로 알려진 기관
지 질환 치료약

⑦
SURFACEN
신생아 호흡곤란증후군,
유리질막병의 치료약. 신생
아 사망률과 관련이 있다

⑧
NEUROEPO
치매 진행을 늦추는 약

⑨
펄멕스
전립선비대증 치료약

⑩
HEBERPROT-P
당뇨병성 족부 궤양의 치
료약. 하지 절단 예방에 도
움이 되는 세계에서 유일
한 치료약

⑪
TERAVAC-HIV
태반 내의 HIV 농도를 낮
추는 백신. 모자의 HIV 감
염 예방에 도움이 된다

일본에서도 오래전부터 활용해 온
사탕수수의 매력

오키나와현에서 주로 나는 사탕수수는 설탕의 원료

사탕수수라고 하면 흑당이 떠오를 텐데요. 원래 사탕수수는 설탕의 원료입니다. 당질뿐만 아니라 비타민이나 미네랄이 풍부하여 건강한 감미료로 인기가 많습니다.

현재 일본에서의 사탕수수 생산은 오키나와에 집중된 상태인데, 예전에는 일본 전역에서 재배했습니다. 1600년대부터 류큐 왕국에서 사탕수수 재배 및 설탕 제조가 시작되었고, 이후 가고시마에서도 사탕수수 재배 및 설탕 제조가 시작되었습니다.

다만 귀했던 만큼 유통이 잘 이루어지지는 않았습니다. 그 후 설탕 수입량이 늘어난 1700년대에 에도 막부는 설탕을 국산화하겠다고 나섰고 일본 전역에 사탕수수를 심도록 장려했습니다.

1900년 이후, 사탕수수 재배는 일본 서남쪽 지역에서 주로 이루어졌습니다. 1955년부터는 가고시마, 오키나와, 아이치, 도쿠시마, 가가와 등에서 사탕수수를 왕성하게 재배했습니다. 사탕수수 수확기에 그 자리에서 사탕수수를 베어서 달콤한 즙을 마셔본 추억을 가진 사람도 분명 있을 겁니다.

동남아시아에서는 요리에도 활용한다

태국이나 베트남 등에서는 길거리에서 사탕수수를 그대로 짜낸 주스를 판매합니다. 사탕수수를 짠 즙에는 **달콤한 당뿐만 아니라 미네랄, 아미노산, 비타민B군 등도 들어 있습니다.** 틀림없이 줄기에 폴리코사놀도 들어 있겠죠. 또 조림 요리 등에도 활용할 수 있습니다. 대만에는 사탕수수를 활용한 육수로 만든 전골 요리도 있다고 합니다.

그대로 먹어도 좋고 요리에 넣어도 좋다

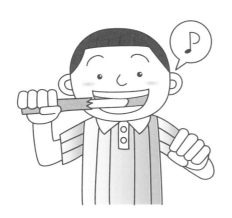

그대로 베어 물어 단 즙을 마신다

사탕수수를 그대로 베어 물면 단맛이 나는 즙이 주욱 나온다. 쭉쭉 빨아서 마신다

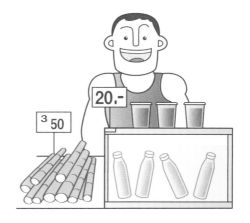

막 짜낸 사탕수수 주스

태국이나 베트남 등에 수많은 노점 판매상이 있다. 산뜻한 단맛이 있는 주스

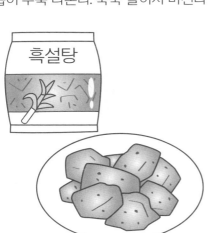

사탕수수에서 얻을 수 있는 흑당

사탕수수를 막 짜낸 즙을 불에 조릴 때 생기는 것이 흑당. 당질 외에 비타민B군, 칼륨, 칼슘, 철 등을 함유한다

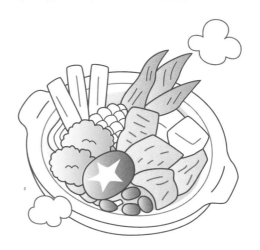

대만의 사탕수수 전골 요리

조림 요리에도 활용할 수 있다. 설탕이나 미림 대신 넣어 살짝 단맛을 낼 수 있다. 대만에서는 전골 요리에도 활용한다

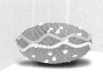

주목할 만한 파이토케미컬
폴리코사놀

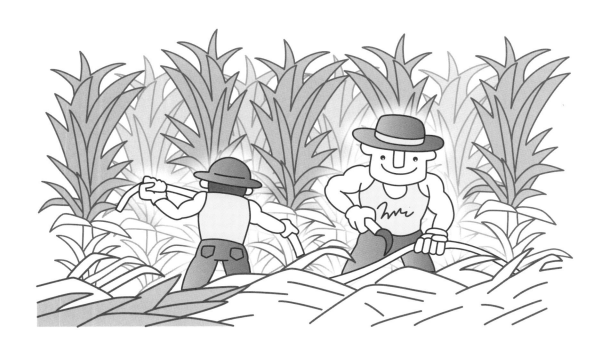

사탕수수나 쌀겨 등 음식에 들어 있는 기능성 성분

폴리코사놀은 사탕수수나 쌀겨, 소맥배아, 과일 껍질 등에 존재하는 항산화 지질 성분에서 추출한 **파이토케미컬(phytochemical)의 일종**입니다. 파이토케미컬이란 **식물 스스로 자외선이나 외부의 적으로부터 몸을 보호하기 위해 만들어내는 화학물질**입니다.

그 종류는 꽤 방대한데 무려 몇만 종류에 달한다고 알려졌습니다. 파이토케미컬에는 항산화 작용 등 건강한 장수에 도움을 주는 성분이 많으며, 그중 폴리코사놀도 다양한 작용이 밝혀지고 있습니다.

폴리코사놀의 탄소수가 20 이상인 알코올 조성물의 총칭으로 도코사놀(탄소수22), 테트라코사놀(탄소수24), 헥사코사놀(탄소수26), 옥타코사놀(탄소수28) 등이 있습니다.

탄소의 조합에 따라 역할이 달라집니다. 지금까지 체력 증강, 근육 기능 개선, 기초대사 향상, 간장 내 지질대사개선 등 다양한 역할이 밝혀져 **새로운 기능성 성분**으로 주목을 받고 있습니다.

쿠바산 폴리코사놀은 특별하다
HDL을 늘리고 LDL을 줄인다

지질대사와 관련 있는 쿠바산 폴리코사놀

폴리코사놀의 성분은 산지에 따라 크게 달라지는데 쿠바산은 특히 강력한 힘을 지니고 있습니다. 폴리코사놀 중에서도 최근 **특히 주목을 받고 있는 것이 바로 쿠바산 폴리코사놀**입니다.

쿠바산 폴리코사놀은 쿠바산 사탕수수의 잎과 줄기 표면에 있는 왁스에서 추출된 성분입니다. 여덟 가지 조성물이 독특한 비율로 구성되어 **지질대사에 관여한다**는 사실이 밝혀졌습니다.

지질대사는 뇌와 혈관의 노화, 병과 깊게 관련되어 있으며, 쿠바산 폴리코사놀에 대한 연구가 세계 각국에서 진행 중입니다. 현재 140편 이상의 논문이 발표된 상태입니다.

쿠바산 폴리코사놀이 HDL을 늘리고, LDL을 줄이는 등 체내 지질대사를 개선한다는 증거가 수차례 밝혀지며 쿠바산 폴리코사놀의 효능이 널리 알려졌습니다. 이를 바탕으로 쿠바산 폴리코사놀은 현재 일본을 비롯해 한국, 프랑스, 이탈리아, 오스트레일리아, 중남미 등 **세계 30개 이상 국가에서 기능성 성분으로 인정받고 있습니다.**

쿠바산 폴리코사놀 의 굉장한 점!
❶ HDL을 늘리고 LDL을 줄인다

증거 자료가 보여주는 폴리코사놀의 역할

쿠바산 폴리코사놀은 쿠바의 국립연구소가 사탕수수에서 추출하여 개발한 기능성 성분입니다. 이 연구는 30년 전부터 시작되었고, 다양한 연구 결과를 발표했습니다.

쿠바산 폴리코사놀의 가장 대표적인 작용은 HDL을 늘리고, LDL을 줄이는 것입니다. 이를 통해 혈중 콜레스테롤의 균형을 적절하게 유지하여 동맥경화가 쉽게 발생하지 않게 하며 혈관을 젊게 유지하는 데 도움을 줍니다.

84쪽 위 그래프는 콜레스테롤 수치가 정상 범위인 20~60세의 남녀 69명을 대상으로 실시한 조사 결과입니다. 쿠바산 폴리코사놀(5mg·10mg 두 종류)을 8주간 섭취하게끔 하고, 콜레스테롤의 변화를 플라세보(유효 성분이 포함되지 않은 가짜 약)와 비교했습니다.

그 결과 쿠바산 폴리코사놀을 섭취한 집단의 총 콜레스테롤과 LDL이 줄었고, HDL은 늘었습니다. 또 쿠바산 폴리코사놀의 섭취량이 증가할수록 변화율이 커졌습니다.

84쪽 아래 그래프는 쿠바산 폴리코사놀 20mg을 4주간 섭취하고, 변화를 기록한 것입니다. 해당 조사 결과, **섭취한 쿠바산 폴리코사놀의 양이 많을수록 수치의 변화가 크다**는 점이 밝혀졌습니다.

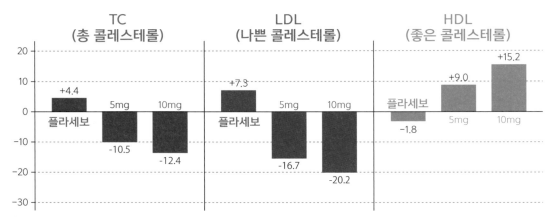

8주간 쿠바산 폴리코사놀을 섭취했을 때 나타난 콜레스테롤 수치 변화

TC
(총 콜레스테롤)

LDL
(나쁜 콜레스테롤)

HDL
(좋은 콜레스테롤)

+4.4 플라세보
5mg -10.5
10mg -12.4

+7.3 플라세보
5mg -16.7
10mg -20.2

플라세보 -1.8
5mg +9.0
10mg +15.2

출처: Effects of policosand treatment on the susceptibility of low density lipoprotein(LDL)isolated from healthy volunteers to oxidative modification in vitro, British Journal of Clinical Pharmacology, 2000

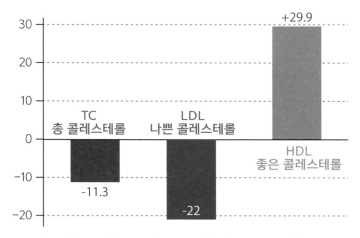

쿠바산 폴리코사놀 20mg을 4주간 섭취했을 때 나타난 변화

+29.9

TC
총 콜레스테롤
-11.3

LDL
나쁜 콜레스테롤
-22

HDL
좋은 콜레스테롤

출처: Current therapeutic research 51.4(1992): 568-575

HDL이 많고 LDL이 적으면 동맥경화 예방으로 이어진다

제1장에서 자세히 설명했듯이 HDL은 여분의 콜레스테롤을 회수하여 동맥경화를 예방하고, LDL은 산화되면 혈관벽에 파고들어 플라크를 형성하여 동맥경화 진행을 촉진합니다.

HDL이 늘어나고 LDL이 줄어들면 그만큼 동맥경화 진행이 더디어집니다. 이는 혈관을 젊게 유지하고, 뇌졸중이나 심근경색 등 다양한 병을 예방하는 데 도움이 됩니다.

이미 안내한 대로 사람은 혈관이 나이가 듦에 따라 노화가 진행됩니다. **혈관의 노화 현상인 동맥경화의 진행을 막아주는 쿠바산 폴리코사놀은 노화 예방, 질병 예방을 돕는 강력한 지원군입니다.**

간장에 자극을 주어 양과 질을 높인다

쿠바산 폴리코사놀은 간장에서 이뤄지는 콜레스테롤 합성과 관련이 있습니다. 간장의 LDL 수용체(LDL과 결합하여 세포 내에 주입되는 단백질)가 늘면서 혈중 LDL이 감소합니다.

그와 동시에 **콜레스테롤 운송 단백질(CETP)**이라고 하는 HDL이 콜레스테롤을 LDL에 전달하는 물질에 영향을 주어 HDL을 늘리고, 유익한 기능을 강화합니다.

쿠바산 폴리코사놀 의 굉장한 점!
❷ LH 비율 개선

동맥경화의 지표가 되는 LH 비율

LH 비율이란 LDL을 HDL로 나눈 값을 말하며, 혈관의 **동맥경화 진행 가능성 여부를 평가하기 위한 지표**입니다. LDL과 HDL이 기준치 내에 있어도 동맥경화가 발생한 사례가 관찰됨에 따라 혈중 콜레스테롤의 균형을 나타내는 LH 비율이 주목을 받게 되었습니다.

LH 비율의 이상적인 수치는 1.5 이하로 보며, 2.5가 넘으면 동맥경화가 진행되는, 상당히 위험한 상태로 인지합니다(87쪽 표 참고).

LH 비율의 수치가 높을수록 혈관벽에 콜레스테롤이 잘 쌓이고, 혈전이 생기기 쉬워서 혈관질환이 발생할 수 있는 위험한 상태가 됩니다.

LDL이 기본 수치 내에 머물러도 위험한 경우가 있다

건강 검진 등으로 LDL이 기준치 내에 있다고 해도 섣불리 안심하면 안 됩니다. HDL의 수치도 체크하여, LH 비율을 계산해 봅시다.

LH 비율의 계산 공식과 수치 읽는 법

$$\text{LH 비율} = \frac{\text{LDL 수치(mg/dL)}}{\text{HDL 수치(mg/dL)}}$$

LH 비율	건강 1.5 이하	2.0 이상	2.5 이상 주의
혈관 내 상태	건강	콜레스테롤이 쌓여 있음	혈전이 생기기 쉬움

LH 비율이 2.0보다 높다면 동맥경화가 진행되기 쉬운 위험한 상태입니다. 알기 쉽게 설명하면, LDL이 120mg/dL로 그리 높지 않더라도, HDL이 40mg/dL로 낮다면 LH 비율은 3.0이 되어 상당히 위험한 상태로 볼 수 있습니다.

반대로 LDL이 140mg/dL로 약간 높은 편이라도 HDL이 90mg/dL로 높다면 LDL과 HDL의 비율은 1.6이 되어 건강한 상태보다 약간 높은 정도이기 때문에 크게 걱정하지 않아도 됩니다.

이처럼 HDL과 LDL은 균형이 중요합니다. 그런데도 일본에서는 LDL 수치를 낮추는 일에만 주목하고, HDL을 높이려는 노력은 딱히 하지 않습니다. HDL 수치가 높은 편이 좋다고는 하는데 그러기 위해서 무엇을 하면 좋을지는 소홀히 여겨온 것입니다.

혈관을 젊게 유지하려면 HDL의 수치도 매우 중요합니다.

LH 비율을 개선하는 쿠바산 폴리코사놀

쿠바산 폴리코사놀은 HDL을 늘리고 LDL을 줄여줍니다. 쿠바산 폴리코사 놀을 섭취하면 당연히 LDL 대비 HDL 비율이 개선됩니다.

아래의 그래프는 쿠바산 폴리코사놀 10mg을 12주간 섭취했을 때 LH 비율 의 변화를 4주 간격으로 표시한 것입니다. 섭취 전에는 3.6으로 주의가 필요 한 수치였으나 4주 후, 8주 후, 12주 후로 섭취 기간이 길어질수록 LH 비율의 수치가 낮아진 것을 확인할 수 있습니다.

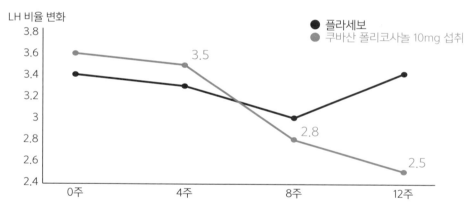

출처: Short-Term Consumption of Cuban Policosanol Lowers Aortic and Peripheral Blood Pres-sure and Ameliorates Serum Lipid Parameters in Healthy Korean Participants: Randomized, Double-Blinded and Placebo-Controlled Study

쿠바산 폴리코사놀 의 굉장한 점!
③ 고혈압을 개선한다

동맥경화가 진행되면 혈압이 올라간다

혈압이란 심장에서 혈액을 전신으로 보낼 때 동맥의 내측에 가해지는 압력을 뜻합니다. 심장에 가까운 혈관의 혈압은 높고, 손가락 등 말초혈관으로 갈수록 혈압은 낮아집니다.

건강 검진 등에서 말하는 혈압은 위팔 부위에서 측정한 혈압입니다. 검사를 통해 측정하는 혈압에는 두 종류가 있는데 심장이 수축되어 혈액을 내보낼 때(압력이 높다)의 **수축기 혈압**과 보낸 혈액이 심장에 돌아올 때(압력이 낮다)의 **이완기 혈압**이 있습니다. 각각 최고 혈압, 최저 혈압이라고도 합니다.

동맥경화가 진행된 혈관은 내측 공간이 좁아지면서 혈액이 잘 흐르지 않기 때문에 내보내려는 힘이 강해져 혈압이 높아집니다. 또 혈압이 높아지면 혈관 내피세포에 상처가 잘 나고 산화된 LDL이 혈관벽에 침입하여 동맥경화가 쉽게 진행됩니다. **이처럼 동맥경화와 혈압은 떼려야 뗄 수 없는 관계**에 있습니다.

쿠바산 폴리코사놀로 혈압도 내려간다

쿠바산 폴리코사놀을 섭취하면 혈중 HDL이 높아지고, LDL이 낮아지기 때문에 LH 비율이 개선되어 동맥경화 진행을 막을 수 있습니다. 또 HDL은 혈관벽 안쪽에 쌓인 산화된 콜레스테롤을 제거합니다. 이미 진행된 동맥경화 상태가 개선되어 혈액이 잘 흐르고 혈압도 낮아집니다.

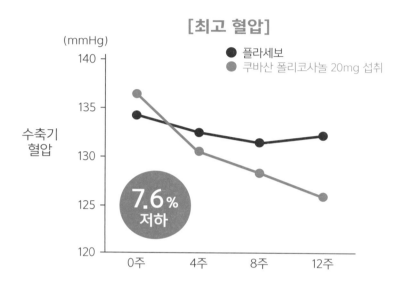

[최고 혈압]

(mmHg)

● 플라세보
● 쿠바산 폴리코사놀 20mg 섭취

수축기
혈압

7.6%
저하

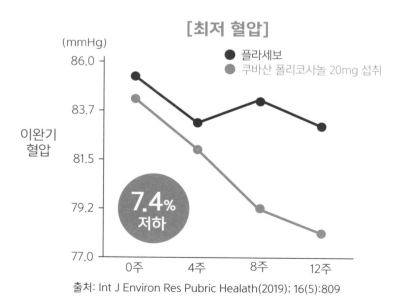

[최저 혈압]

(mmHg)

● 플라세보
● 쿠바산 폴리코사놀 20mg 섭취

이완기
혈압

7.4%
저하

출처: Int J Environ Res Pubric Healath(2019); 16(5):809

고혈압이 일으키는 병은 뇌출혈, 뇌경색, 혈관성인지증, 심근경색, 심부전, 협심증, 만성신장병, 고혈압성망막증 등 동맥경화로 인해 생기는 병과 겹칩니다 (40쪽 참고). **동맥경화가 진행되면 혈압이 올라가고, 고혈압이 되면 동맥경화가 진행**되기 때문에 당연한 일이라고도 할 수 있습니다.

쿠바산 폴리코사놀로 동맥경화를 예방 및 개선하면, 대부분의 만성질환(생활습관병) 예방으로도 이어지는 셈입니다. 혈압은 나이가 들면서 높아집니다. 혈관에 노화가 찾아오면서(동맥경화가 진행되어) 유연성을 잃어가기 때문입니다. **쿠바산 폴리코사놀은 나이가 들면서 생기는 혈압 상승을 막는 데에도 도움이 됩니다.**

고혈압과 동맥경화는 세트

동맥경화 진행   **혈압이 높아진다**

동시에 진행

- 동맥경화가 진행되면 혈압이 높아진다
- 혈관이 상처를 입어 혈관 질환이 발생할 위험이 높아진다
- 동맥경화가 더 진행된다
- 뇌와 심장이 손상된다

폴리코사놀을 섭취하면

- 혈관 상태가 개선된다
- 혈압이 낮아진다
- 혈관 질환이 발생할 위험이 낮아진다

쿠바산 폴리코사놀 의 굉장한 점!
❹ HDL의 질을 높인다

질이 높은 HDL, 질이 낮은 HDL이란

제1장에서 HDL은 양뿐만 아니라 질도 중요하다고 안내했습니다. **쿠바산 폴리코사놀은 HDL의 기능을 향상**시키기도 합니다(**질이 높아진다**). 이 사실은 후쿠오카대학 순환기내과의 우에하라 요시나리 교수와 레이델코리아의 레이델연구원 원장 조경현 교수가 꾸린 연구팀이 2023년에 일본인을 대상으로 한 임상 시험 결과를 학술지(International Journal of Molecular Medicine)에 발표하면서 알려졌습니다. 연구팀에 따르면 **쿠바산 폴리코사놀을 섭취한 결과 HDL의 기능과 수치가 모두 좋아졌다**고 합니다.

HDL의 기능이란 '**제거 능력**' 으로, 혈관벽에 쌓인 산화된 콜레스테롤을 제거하는 힘을 뜻합니다. 이 외에도 **HDL의 항산화력과 항염증력, 간 기능 개선, 혈중 총 콜레스테롤**, HDL과 LDL의 수치 등 모든 것이 좋아졌습니다. 혈압도 낮아졌습니다.

HDL의 제거 능력이 활성화되는 것은 **콜레스테롤 운송 단백질(CETP)**과 관련이 있습니다. CETP는 HDL과 세트로 묶여 있습니다. CETP가 LDL과 만나면 HDL이 가진 콜레스테롤을 LDL의 중성지방과 교환합니다. 그래서 **CETP가 활성화되면**, HDL의 콜레스테롤이 줄어들고, 중성지방의 양이 증가하여 **HDL의 질이 떨어집니다.**

쿠바산 폴리코사놀을 섭취하면 CETP의 활동이 억제되면서 HDL의 질이 높아지고, 양이 늘어납니다. 쿠바산 폴리코사놀은 **HDL의 양과 질을 높이는, 매우 희소한 성분입니다.**

쿠바산 폴리코사놀 의 굉장한 점!
⑤ 치매 예방에 도움이 된다

폴리코사놀이 뇌에 끼치는 작용

최근 뇌에서의 지질대사에 관한 연구가 주목을 받고 있는데 몇 가지 새로운 연구 결과가 다수 나왔습니다. 주로 콜레스테롤에 대한 연구입니다.

콜레스테롤은 아밀로이드 베타(Aβ)의 응집과 관련이 있으며 유해한 응집이 발생하는 것과 연관된다는 사실이 밝혀졌습니다. 또 **혈중 HDL이 높으면 치매가 발생할 위험이 줄어든다**는 결과도 있습니다(44쪽 참고).

뇌 안에서의 콜레스테롤의 기능이나, 혈액 속 HDL과 뇌 안의 HDL 관계 등 아직 파악되지 않은 부분이 많습니다. 다만 아밀로이드 베타(Aβ)는 세포막의 콜레스테롤 양이 많을수록 많이 만들어집니다. 또 뇌 안의 HDL은 신경세포막의 콜레스테롤을 줄이고, 아밀로이드 베타(Aβ)가 만들어지는 것을 억제한다는 점이 확인되었고, **아밀로이드 베타(Aβ)와 직접 결합하여 뇌 바깥으로 배출을 촉진**한다는 점 역시 밝혀졌습니다.

HDL의 양과 질을 높이는 쿠바산 폴리코사놀이 치매 예방에 도움이 될 가능성은 클 것으로 예상됩니다. 게다가 쿠바산 폴리코사놀을 섭취하여 동맥경화 진행을 막고 고혈압을 예방할 수 있다면, 이는 혈관성 치매 예방에도 도움이 됩니다.

치매는 증상이 나타나기 10~20년 전부터 시작됩니다. **60대, 70대, 80대의 인지 기능 저하를 예방하려면 40대, 50대부터 관리가 필요**합니다. 이때 **쿠바산 폴리코사놀을 섭취**하면 도움이 됩니다.

쿠바산 폴리코사놀 의 굉장한 점!
❻ 간 기능·신장 기능이 좋아진다

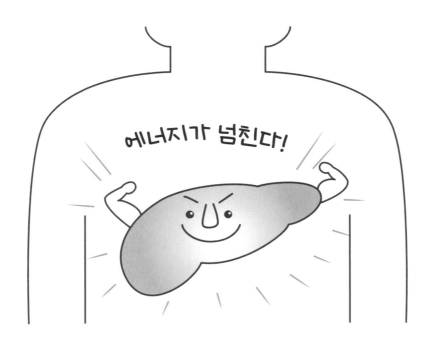

간장, 신장도 기능이 좋아진다

우에하라 요시나리 교수가 이끈 연구 그룹이 일본인을 대상으로 한 조사에 따르면 **쿠바산 폴리코사놀 20mg을 12주간 섭취했을 때 산화 헤모글로빈, 요산, 혈액요소질소(BUN)의 수치가 개선**되기 시작했다고 합니다. 이는 신장 기능을 나타내는 검사 항목이며 이를 바탕으로 쿠바산 폴리코사놀을 섭취했을 때 **신장 기능이 개선**되는 것을 알 수 있습니다.

또 간장의 효소인 AST, ALT, ALP, γ-GTP 수치도 좋아졌습니다. 이러한 수치는 **간 기능이 개선**된 상태를 보여줍니다.

쿠바산 폴리코사놀을 섭취하면 간장의 지질대사가 좋아져 지방이 잘 쌓이지 않습니다.

간장에 지방이 축적된 상태를 지방간이라고 합니다. 자각 증상 등이 없기 때문에 최근 지방간에서 간경화, 간암으로 진행될 우려에 대해 지적하고 있습니다. 체내에 지방이 쌓인 상태를 대사증후군이라고 말하듯, 간장에도 지방이 쌓이면 좋지 않습니다. 쿠바산 폴리코사놀은 이를 해소하는 데도 도움이 됩니다.

쿠바산 폴리코사놀 의 굉장한 점!
7 체외로 배출되기 쉽다

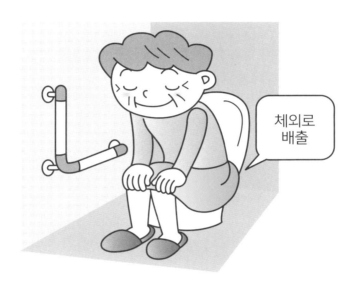

체외로
배출

체내에 쌓이지 않으니 많이 먹어도 걱정이 없다

기능성 성분을 섭취할 때 주의할 점은 과잉 섭취에 따른 폐해입니다. 아무리 몸에 좋더라도 너무 많이 먹고 체내에 과하게 쌓이면 오히려 몸에 나쁜 영향을 줄 때도 있기 때문입니다.

하지만 쿠바산 폴리코사놀은 그런 걱정을 하지 않아도 됩니다. 체내에서 어떻게 작용하는지 파악하기 위한 조사 결과, **섭취 후 30분~2시간 내에 혈중 농도가 가장 높고 약 36~74시간 후에 반으로 줄었습니다.**

쿠바산 폴리코사놀은 한 번에 흡수되었다가 그 후 천천히 배출된다는 사실을 알 수 있습니다. 체내에서 흡수된 쿠바산 폴리코사놀은 주로 간장 등으로 보내져 혈중 농도는 낮게 유지되었습니다. 최종적으로는 변과 함께 배출되니 체내에 남을지도 모른다는 걱정은 하지 않아도 됩니다. 또한 천천히 배출된다는 점은 체내에서 폴리코사놀이 일하는 시간이 길다는 뜻입니다.

흡수하기 쉽고, 체내에서 활용되는 시간이 길고, 체내에 축적될 걱정은 필요 없다는 점이 폴리코사놀의 매력입니다.

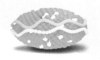 # 쿠바산 폴리코사놀이 뇌와 혈관에 가져다주는 이점

혈관이 젊어지고 노화와 질병이 예방된다

쿠바산 폴리코사놀을 섭취하면 체내에 어떠한 변화가 생길까요? 혈중 HDL 이 늘어나고 LDL이 줄어들기 때문에 혈액에 여분의 콜레스테롤이 감소합니다. 또 콜레스테롤의 산화를 막기 때문에 산화된 LDL이 혈관벽에 파고들 가능성도 낮아집니다. 그래서 동맥경화 진행을 막고, 혈관의 노화를 예방하는데에 도움이 됩니다.

게다가 쿠바산 폴리코사놀이 HDL을 활성화하면, HDL이 이미 생성된 플라크(혈관벽에 파고든 산화된 LDL 덩어리)에서 산화된 LDL을 제거하는 능력이 강화됩니다. 이러한 HDL의 제거 능력은 이미 노화가 진행된 혈관을 좋아지게 만듭니다. 즉 **혈관을 젊게 만들어줍니다.**

여분의 콜레스테롤, 산화된 LDL 등을 회수하는 HDL은 혈관의 청소부입니다. 쿠바산 폴리코사놀은 이 역할을 강화합니다.

뇌의 쓰레기를 청소하여 인지 저하를 예방한다

HDL은 뇌에서도 일을 합니다. 쿠바산 폴리코사놀의 영향이 어느 정도인지는 아직 밝혀지지 않았습니다. 다만 혈중 HDL이 높아질수록 경도인지장애, 치매의 발병 위험이 낮아진다는 데이터가 있으니 혈중 HDL도 어떤 식으로든 작용할 것으로 예상됩니다. 앞으로 연구가 계속 진행되면 새로운 내용이 발표될 텐데 이를 기대하고 있습니다.

혈관을 보호하는 쿠바산 폴리코사놀의 역할

쿠바산 폴리코사놀에는 83~98쪽에서 소개한 역할 외에도 동맥경화 예방에 도움을 주는 작용이 몇 가지 있습니다.

쿠바산 폴리코사놀은 쥐 실험을 통해 간장에서 지질이 과하게 산화되는 것을 막아준다는 사실이 밝혀졌습니다. 또 리포 단백질의 산화를 막는 역할도 입증되어 산화 스트레스에 따른 세포 손상이 줄어들 것으로 예상됩니다.

또한, 앞서 언급한 쥐 실험에서 혈소판의 응집을 감소하는 역할을 한다는 점이 추가로 확인되었습니다. 혈소판이 응집되면 혈전(혈액 덩어리)이 생기지만 쿠바산 폴리코사놀은 이를 막아내는 것으로 추측됩니다.

쿠바산 폴리코사놀은 혈관 내 평골근 세포의 과도한 증식을 막기도 합니다. 평골근 세포는 내피세포로 덮여 있어 과도한 증식은 동맥경화의 진행으로 이어집니다. 쥐 실험에서는 혈관벽의 기능 장애가 감소했다는 사실이 밝혀졌습니다.

산화된 스트레스의 감소, 혈전 억제, 혈관벽에서의 과도한 증식 억제는 동맥경화 예방과 혈관질환 예방에도 도움이 됩니다. 쿠바산 폴리코사놀은 콜레스테롤뿐만 아니라 다방면에서 혈관을 보호하고, 노화나 질방 예방에 도움을 줍니다.

치매와도 관계가 있는 고혈압

혈압을 낮추면 치매 예방에도 도움이 됩니다.

아일랜드의 골웨이 국립대학 연구팀은 세계 186개 국가의 치매 혹은 고혈압 발병에 관한 데이터를 분석하여 치매를 앓을 경우 고혈압 발생 위험이 약 16%에 이른다는 사실을 확인했습니다. 이 결과를 통해 전 세계 치매 증상의 약 16%가 고혈압으로 생긴 것이라는 해석이 가능합니다.

지역으로 살펴보면 라틴 아메리카, 카리브 해안, 유럽에서 고혈압으로 인한 치매 발병률이 높은 경향을 보였습니다.

또 젊었을 때 고혈압 진단을 받으면 치매에 걸릴 위험이 높다고 밝혀졌습니다. 30~44세에 고혈압 진단을 받으면 치매에 걸릴 위험은 무려 61%에 달합니다. 45~54세에 치매에 걸릴 위험은 19%나 된다고 하니 30~40대에 고혈압이 발병하면 치매로 이어질 가능성이 상당히 높다는 점을 알 수 있습니다.

이뿐만 아니라, 연구팀은 30~44세에서 고혈압으로 진단받은 치매 환자는 약 500만 명이며, 그중 300만 명이 아시아에 거주하고 있다는 사실까지 확인했습니다.

또 미국심장협회(AHA)는 고혈압이 알츠하이머병과 혈관성 치매의 위험인자이며, 중년기의 고혈압은 노년기의 인지 기능에 나쁜 영향을 끼친다고 발표했습니다.

혈압을 낮추는 일은 곧 치매를 예방하는 일이라고 할 수 있습니다.

3

뇌와 혈관의
노화를 예방하기 위해
일상생활에서
할 수 있는 것

일본인의 사망 원인 상위를 차지하는
혈관에 관련된 병

일본인의 주요 사망 원인

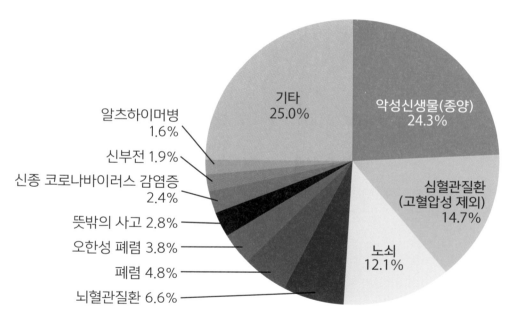

- 기타 25.0%
- 악성신생물(종양) 24.3%
- 심혈관질환 (고혈압성 제외) 14.7%
- 노쇠 12.1%
- 뇌혈관질환 6.6%
- 폐렴 4.8%
- 오한성 폐렴 3.8%
- 뜻밖의 사고 2.8%
- 신종 코로나바이러스 감염증 2.4%
- 신부전 1.9%
- 알츠하이머병 1.6%

출처: 2023년 인구동태통계 월간보고연계(어림수) 현황

혈관의 병은 암에 이어서 2위

104쪽의 도표를 통해 알 수 있듯이, 일본인의 사망 원인 제1 순위는 악성신생물(암)입니다. 뒤를 이은 **사망 원인 2위는 심혈관질환으로, 뇌혈관질환을 포함하면 21.3%를 차지**합니다(역주-통계청에 따르면 한국인의 주요 사망 원인 1위는 악성신생물, 2위는 심혈관질환, 3위는 폐렴입니다. (출처: 통계청 2023년 사망원인통계)). **일본인 5명 중 1명이 혈관(동맥경화)과 관련된 병으로 죽는 셈**입니다. 제1장에서 상세히 설명했지만 체내의 HDL의 양과 질을 높일 수 있다면 동맥경화를 예방·개선할 수 있습니다. 또 심각한 병을 예방하는 것과도 직결됩니다.

심혈관질환은 어느 날 갑자기 쓰려져 사망하는 돌연사의 가장 큰 요인입니다. 게다가 뇌혈관질환에 걸리면 비록 살아남더라도 마비나 언어 장애, 인지 기능 저하 등 다양한 후유증을 겪는 경우가 많습니다. 그만큼 삶의 질과 밀접하게 관련된 질환입니다.

이러한 위험을 낮추기 위해서는 **HDL을 비롯한 혈액의 지질을 정상적인 수치로 유지하도록 주의해야 합니다**(47쪽 참고).

2023년 남녀별 사망 원인 TOP5

남성	
1위	악성신생물(221,358명)
2위	심혈관질환(113,071명)
3위	노쇠(53,259명)
4위	뇌혈관질환(51,675명)
5위	폐렴(43,551명)

여성	
1위	악성신생물(161,134명)
2위	노쇠(136,653명)
3위	심혈관질환(117,985명)
4위	뇌혈관질환(52,843명)
5위	폐렴(32,198명)

출처: 2023년 인구동태통계 월간보고연계(어림수) 현황

(역주-한국인의 성별에 따른 사망 원인 순위는 다음과 같습니다. 남성의 경우 1위 악성신생물, 2위 심혈관질환, 3위 폐렴, 4위 뇌혈관질환, 5위 고의적 자해. 여성의 경우 1위 악성신생물, 2위 심혈관 질환, 3위 폐렴, 4위 뇌혈관질환, 5위 알츠하이머병. (출처: 통계청 2023년 사망원인통계))

HDL의 양과 질을 높이면 노화 예방에도 효과가 있다

질병뿐만이 아닙니다. HDL의 양과 질을 높이는 일은 노화 예방으로도 이어 집니다. 왜냐하면 HDL이 강한 항산화 작용을 통해 활성산소를 제거하고 세 포 손상을 줄여 체내의 산화 예방에 도움이 되기 때문입니다. **체내의 산화로 인해 세포의 노화가 촉진된다는 점에서, 이를 예방하는 HDL은 회춘의 특효 약이라고 할 수 있습니다.**

또 방금 언급했듯이 HDL은 동맥경화를 예방하고 혈관을 젊은 상태로 유지 하는 역할을 합니다. 혈관을 유연하고 건강하게 유지할 수 있다면 체내 곳곳 의 세포에 산소와 영양을 잘 전달하게 됩니다. 그렇게 되면 체내의 신진대사가 원활하게 이루어집니다.

피부, 혈관, 내장, 신경세포 등이 젊은 상태를 유지하니 겉모습은 물론 체내도 노화되지 않고 건강한 상태를 유지할 수 있게 됩니다.

노화와 질병을 예방하려면 일상생활 방식이 중요

HDL의 질과 양을 높이려면 제2장에서 소개한 쿠바산 폴리코사놀도 큰 도 움이 되지만, **일상생활 방식을 관리**해야 한다는 점도 잊어서는 안 됩니다. 아무리 몸에 좋은 것을 섭취해도 해로운 생활 습관을 개선하지 않으면 소용 이 없습니다.

제3장에서는 **뇌와 혈관을 젊게 유지하기 위해서 일상생활 중 실천해 볼 수 있는 방법**을 안내합니다. 모두 바로 해볼 수 있습니다. 오늘부터 따라 해보 세요.

뇌와 혈관의 노화를 예방하기 위해 할 수 있는 것
❶ 혈당치 조절

고혈당 상태가 뇌와 혈관에 손상을 입힌다

고혈압과 함께 혈관에 손상을 주는 큰 요인이 바로 고혈당 상태입니다. 고혈당 상태란 식사로 당질(밥이나 빵, 면, 감자류, 단것 등에 많이 함유된 영양소)을 섭취한 후 혈액의 혈당(포도당)이 올라간 것을 뜻합니다. 고혈당 상태가 이어지면 혈액 중에 AGEs(최종당화산물)이 늘어납니다.

AGEs란 당과 단백질이 결합된 것으로(당화), 체내에서 발생하는 노화 물질입니다. 알기 쉽게 말하면 버터를 바른 빵을 구울 때 생기는 탄 부위 같은 것입니다. 고혈당 상태가 이어지면 AGEs가 늘어나는 만큼 혈관의 내피 세포에 상처가 생겨 동맥경화가 쉽게 진행됩니다.

또 고혈당 상태는 뇌에도 손상을 줍니다. 고혈당 상태는 치매 위험 요인으로도 꼽히며 최근 들어 '**치매는 뇌의 당뇨병**' 이라고도 표현할 정도입니다. 뇌와 혈관을 보호하기 위해서는 **혈당치가 너무 올라가지 않도록 주의하는 것이 매우 중요**합니다.

혈당치 상태는 식사에 의해 좌우된다

식후 혈당치가 올라가면 체내에서는 혈당치를 낮추려고 인슐린이라는 호르몬이 분비됩니다. 이때 포도당은 인슐린의 활동으로 세포 내에 주입되어 에너지원으로 쓰입니다. 기본적으로 우리 몸은 혈중 포도당이 일정량을 유지하도록 조절합니다. 당질을 과하게 섭취하거나 인슐린이 원활하게 작용하지 않으면 남은 포도당이 혈액에 머물며 고혈당 상태가 됩니다.

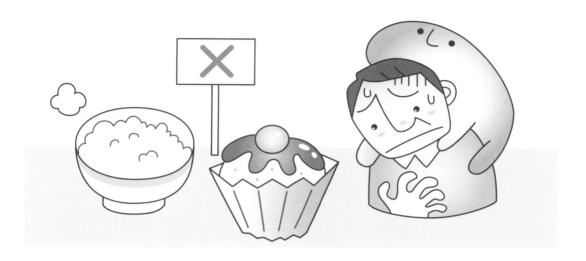

이 메커니즘은 콜레스테롤과 비슷합니다. 콜레스테롤도 포도당도 적절하면 문제가 되지 않습니다. **식생활 균형이 무너지고, 운동 및 수면이 부족해지며, 나이가 들어 콜레스테롤과 포도당이 적절한 상태를 유지하지 못하게 되면 뇌나 혈관에 손상**이 갑니다.

혈당치를 높이지 않는 식사법은 양과 먹는 순서에 있다

혈당치를 높이는 가장 큰 요인은 식사를 통해 당질을 섭취하는 것입니다. 당질을 많이 섭취하면 혈당치는 급상승하고, 좀처럼 내려가지 않습니다.

밥이나 빵, 면류 등을 위주로 한 메뉴, 예를 들어, 덮밥, 라면, 우동, 메밀국수, 파스타 등의 단품 메뉴는 피하는 편이 좋습니다. **라면에 볶음밥, 우동과 밥을 함께 먹는 세트 또한 혈당치가 급상승하는 위험한 메뉴**라는 점을 꼭 기억해 두세요.

가능하다면 채소 반찬에 고기나 생선 등의 단백질 반찬을 곁들인 메뉴를 추천합니다. 또 **먹는 순서에 신경 쓰면** 혈당치 상승을 피할 수 있습니다. 방법은 매우 간단한데 **채소나 단백질 반찬을 먼저 먹고, 밥 등의 주식을 마지막에 먹기만 하면 됩니다.** 이것만으로도 식후 혈당치 상승이 완만해집니다.

단맛이 나는 과자 역시 혈당치가 급상승하는 위험한 음식이니 되도록 피해야 합니다. 공복감이 들 때는 견과류, 카카오 함유량 70% 이상의 초콜릿, 치즈 등 혈당치를 올리지 않는 과자를 골라보세요.

이뿐만 아니라 과도한 스트레스도 혈당치를 올립니다. 스트레스는 그때그때 적절히 발산해야 합니다.

뇌와 혈관의 노화를 예방하기 위해 할 수 있는 것
❷ 식사로 항산화 물질을 취한다

항산화 물질을 섭취하면 동맥경화를 막을 수 있다

항산화 물질이란 활성산소를 제거하여 체내의 산화를 막는 물질의 총칭입니다. 체내에서 합성된 것도 있지만 음식에도 들어 있습니다.

항산화 물질을 잘 섭취하면 LDL이 산화되기 어렵고, 동맥경화 진행도 막을 수 있습니다. 음식에 함유된 대표적인 항산화 물질은 비타민A·C·E입니다. 항산화 작용이 강력하여 비타민 에이스(ACE)라고도 불립니다.

비타민A를 많이 함유한 식재료로는 당근, 호박, 시금치, 부추, 브로콜리, 피망 등이 있습니다. **비타민C**는 토마토, 브로콜리 외에도 키위나 딸기 등의 과일, 감자 등에 많이 함유되어 있습니다. **비타민A와 C는 제철 채소와 과일에 풍부합니다.** 제철 채소와 과일을 적극적으로 섭취합시다.

비타민E는 아몬드, 호두와 같은 견과류나 현미를 통해 섭취할 수 있습니다. 이뿐만 아니라 연어, 고등어, 꽁치, 장어 등의 어류 또한 비타민E를 많이 함유하고 있습니다.

이러한 음식을 적극적으로 먹고, 체내의 산화를 예방해 보세요.

식물의 항산화 물질 파이토케미컬을 섭취하자

파이토케미컬이란 식물이 자신을 보호하기 위해서 만들어내는 물질의 총칭입니다. 이 종류는 아주 방대합니다. 제2장에서 소개한 **쿠바산 폴리코사놀도 파이토케미컬**에 해당합니다.

파이토케미컬 중에도 강한 항산화 작용을 하는 것이 많아서 동맥경화 예방에 든든한 지원군이 되어줍니다.

채소나 과일의 색, 향, 쓴맛, 매운맛 등의 기본이 되는 성분이 파이토케미컬입니다. 그래서 **컬러풀하고 특유의 개성이 강한 채소나 과일 등에 많이 들어 있습니다.**

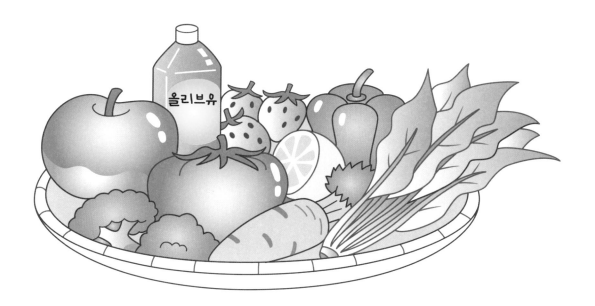

파이토케미컬은 한 종류만 섭취하는 것보다는 다양한 종류를 함께 섭취하는 편이 훨씬 효과적입니다. 추천하는 방식은 매우 간단한데 채소나 과일을 **빨간색, 노란색, 초록색, 하얀색, 보라색, 갈색, 검은색과 같이 7가지 그룹으로 나눠서** 여러 색을 섭취하는 방법입니다. 색으로 판별하면 알기 쉽고, 다른 성분을 효과적으로 섭취하게 됩니다.

고르기 쉽도록 색깔별로 추천하는 식재료를 안내할게요.

■ **초록색 식재료**
브로콜리, 시금치, 청파, 양배추, 피망, 아보카도 등

■ **빨간색 식재료**
토마토, 적피망, 고추, 딸기, 사과, 수박, 체리 등

■**노란색 식재료**

옥수수, 호박, 당근, 고구마, 귤, 바나나 등

■**하얀색 식재료**

양파, 대파, 콜리플라워, 무, 감자류, 콩, 마늘 등

■**보라색 식재료**

적양배추, 적양파, 가지, 적고구마, 팥, 블루베리, 포도 등

■**갈색 식재료**

버섯류, 우엉, 생강, 깨, 견과류, 낫토, 된장 등

■**검은색 식재료**

흑깨, 흑마늘, 검정콩, 목이버섯, 김, 다시마 등

뇌와 혈관의 노화를 예방하기 위해 할 수 있는 것
③ 트랜스지방산을 피한다

몸에 나쁜 대표적인 기름 트랜스지방산

트랜스지방산이란 식용 기름을 고열에서 처리하거나 잘 굳도록 가공할 때 생기는 물질입니다. 마가린, 쇼트닝의 제조 공정이나 여러 기름을 혼합한 조리 기름을 추출하기 위해 고열에서 가열할 때 다수 발생합니다.

최근 연구를 통해 **트랜스지방산이 심근경색 등 심혈관질환의 발병을 높이고 비만이나 알레르기성 질환과 관련성이 있다는 점 등이 밝혀졌습니다. 그 외에 당뇨병, 암과도 관련이 있다는 지적**도 나오고 있습니다.

이러한 연구 결과에 따라 세계보건기구(WHO)는 2003년에 식품에서 추출한 트랜스지방산의 목표치(전체 섭취 에너지 중 트랜스지방산이 1% 이하일 것)를 정했습니다. 미국과 유럽에서도 트랜스지방산을 규제하기 시작했는데 유**럽에서는 트랜스지방산이 많은 식품은 함유량 표기를 의무화했고, 2021년에는 트랜스지방산의 상한치를 정했습니다.**

반면 일본에서는 평균적인 '트랜스지방산의 섭취량이 미국과 유럽에 비해 적다'는 이유로 **식품에 함유된 양의 표기를 의무화하거나 상한치를 설정하라는 규제를 실시하지 않고 있습니다.** 스스로의 건강을 지키기 위해서 **어떤 식품에 트랜스지방산이 많은지를 파악하고, 가급적 섭취하지 않도록 주의를 기울입시다.**

가공식품은 가능한 한 먹지 않는다

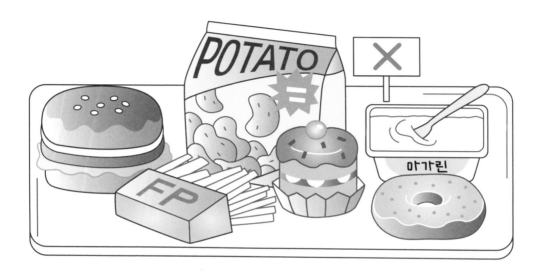

트랜스지방산은 마가린이나 스프레드, 쇼트닝 등을 활용한 케이크, 도넛 등의 가공식품, 고열에서 조리한 과자(스낵)와 튀김, 마요네즈, 드레싱 등에 많습니다. 또 샐러드유, 카놀라유, 홍화유 등 가정에서 많이 쓰는 조리 기름에도 트랜스지방산이 함유된 것이 있습니다.

미국과 유럽에 비하면 일본인의 섭취량은 적은 편이니 괜찮다고 안심하지 말고, 가급적이면 이러한 위험이 있는 식품을 피하는 편이 좋습니다.

조리 기름은 올리브유로

트랜스지방산을 피하고 싶다면 조리용 기름은 올리브유를 사용해 보세요. 특히 **30도 이하의 저온에서 압착한 엑스트라 버진 올리브유를 추천**합니다.

엑스트라 버진 올리브유는 가공할 때 가열하지 않기 때문에 트랜스지방산을 걱정하지 않아도 됩니다. 또 **체내의 산화를 막는 폴리코사놀이나 비타민E가 풍부하여 동맥경화 예방에도 도움이 됩니다.**

올리브유는 건강한 장수를 돕는 기름으로 전 세계적으로도 널리 알려져 있습니다. 조리 시 올리브유를 많이 사용하는 지중해 지역 주민들이 장수하는 것을 보아도 올리브유의 건강 효과를 잘 알 수 있습니다.

현재, 장수 관련 연구의 대상이 된 올리브유는 **생활습관병이나 치매 예방에도 도움이 되는 기름**으로 주목받고 있습니다. 엑스트라 버진 올리브유의 건강 효과를 온전히 누리려면 샐러드의 드레싱 등으로 가열하지 않은 상태로 활용해 보세요. 산화가 잘 되지 않는 기름이기 때문에 가열 조리를 해도 괜찮습니다.

뇌와 혈관의 노화를 예방하기 위해 할 수 있는 것
❹ 적절한 운동을 습관화한다

1일 30분 유산소 운동이 혈중 지질을 개선한다

운동이 지질대사를 개선해 준다는 증거 자료가 몇 가지 있습니다. 그중에서도 유산소 운동은 혈중 LDL과 총 콜레스테롤을 줄여주고, HDL을 늘려줍니다.

일본동맥학회에서 발표한 〈동맥경화성질환예방 가이드라인 2022판〉에서도 지속적인 운동을 권장합니다. 구체적으로는 **중간 강도의 운동(약간 숨이 차는 수준으로, 숨 쉬기 어려울 정도는 아닌 운동)을 1일 30분 이상 실시**하는 편이 바람직하다(적어도 주 3회 이상 실시)고 제시했습니다.

30분 이상 하기가 어렵다면 단기간의 운동을 여러 차례로 나눠서 총 30분 이상(예를 들어 10분 운동을 3번) 실시해도 좋다고 합니다.

운동에는 HDL을 늘리는 효과도 있다

유산소 운동을 하면 HDL이 늘어난다는 사실이 밝혀졌습니다. 오차노미즈여자대학 생활과학부의 연구팀이 2005년까지 일본 국내외에서 발표된 HDL과 운동에 관한 연구 논문 25편을 찾아 HDL을 늘리려면 어느 정도의 운동이 필요한지 조사했습니다.

그 결과 HDL을 늘리려면 적어도 1주일에 900kcal 이상의 에너지를 소비하는 운동이 필요하다는 점을 파악했습니다. 1회 30분 이하의 운동으로는 효과가 적었다고 하지만 그 후 10분씩 늘릴 때마다 HDL이 약 1.4mg/dL 정도 증가했습니다.

일본 후생노동성의 운동 가이드에 따르면, 빠르게 걷기를 매일 1시간 정도(약 6,000보) 실시할 때, 1주일 소비 에너지는 체중이 60kg인 사람을 기준으로 약 1,400kcal, 체중이 70kg인 사람을 기준으로 약 1,700kcal입니다.

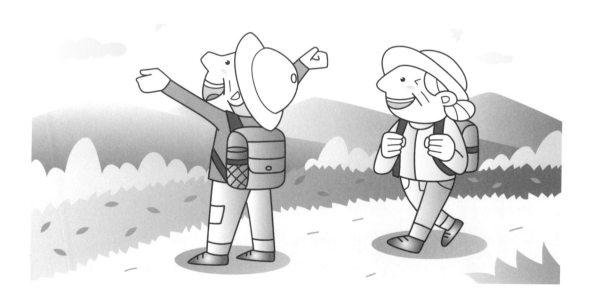

일상에서 평균 걸음 수는 2,000~4,000보이니, **하루 동안 총 걸음 수가 8,000~1만 보 정도**면 충분한 운동을 하는 셈입니다.

운동의 효과가 바로 나타나지는 않습니다. **수치가 개선되려면 수개월 이상의 장기적인 운동이 필요**합니다. 워킹 외에도 수영, 슬로 조깅, 자전거 등 유산소 운동을 추천합니다.

갑자기 운동을 하면 몸에 부담이 가고 체력이 무너질 수 있습니다. 지병이 있다면 주치의와 상담을 통해 알맞게 조절하며 실천해 보세요.

운동만으로도 지질대사 개선에 어느 정도 효과를 볼 수 있지만, 보다 확실한 개선을 위해서는 금연, 알코올 섭취량 제한, 식단 재검토 등을 함께 실천하는 편이 훨씬 효과적입니다.

건강을 위해서 주의해야 할 금연과 적절한 음주

54쪽에서 안내했듯이 건강을 생각한다면 금연은 필수입니다. 담배를 피우는 습관이 있는 사람은 지금 바로 끊길 바랍니다. 도저히 끊지 못하겠다면 금연 클리닉을 이용하는 선택지도 활용해 보세요.

금연 클리닉에서 진단을 통해 보험이 적용되는 금연 치료를 받을 수도 있습니다. 일본의 경우, 비용은 본인 부담금 30%로 2만 엔 정도가 들지만 약물 요법 외에 금연을 위한 조언과 상담도 받을 수 있습니다. (역주-한국의 경우, 병의원 금연 치료는 금연 치료를 희망하는 모든 국민에게 제공됩니다. 금연 치료 참여 의료 기관에 방문하여 등록한 모든 흡연자를 대상으로 1년에 세 번까지 금연 치료 서비스를 제공합니다. 총 6회차 중 1회 차와 2회 차는 진료, 상담료, 금연 치료 의약품 구입 비용의 80%를 지원하며, 3회 차 진료분부터는 참여자 부담금을 면제합니다. 다만, 저소득층 및 의료급여 대상자는 전액 무료로 이용 가능합니다. (출처: '금연길라잡이' https://www.nosmokeguide.go.kr/index.do))

술도 지나치게 마시면 절대 안 됩니다. 맥주 1병(약 500ml), 와인은 2잔(약 250ml), 사케는 1잔(약 180ml), 소주는 반 잔(약 90ml) 정도로 적당량을 유지하도록 합시다.

뇌와 혈관의 노화를 예방하기 위해 할 수 있는 것

❺ 수면 시간을 충분히 확보한다

수면은 몸을 회복하는 중요한 휴식 시간

수면 부족 상태가 이어지면 체내에 활성산소가 증가합니다. 체내 산화를 막기 위해서는 충분한 수면을 취해야 합니다.

또 잠든 후 2~3시간이 지나면 우리의 몸에서는 성장 호르몬이 분비됩니다. 성장 호르몬은 세포를 회복시키고, 몸의 피로를 풀어주는 역할을 담당합니다. 잠이 부족하면 세포의 회복이 원활하게 이루어지지 않아 노화가 진행됩니다. 게다가 당뇨병, 고혈압, 지질이상증 등 생활습관병이 발병할 위험도 높아집니다.

체내 신진대사가 원활히 이루지도록 하기 위해서도, 노화나 질병을 예방하기 위해서도, 잠을 충분히 자야 합니다.

수면 부족이 이어지면 치매 위험이 높아진다

충분한 수면을 취하지 못하면 뇌의 노화가 빠른 속도로 진행된다고 알려졌습니다. 치매의 대표적인 요인이 신경세포에 쌓이는 아밀로이드 베타($A\beta$)입니다.

지금까지의 연구에서 **수면을 충분히 취한 사람일수록 아밀로이드 베타($A\beta$) 가 축적된 양이 적었다**는 사실이 밝혀졌습니다. 이는 수면 중 아밀로이드 베타($A\beta$)가 뇌에서 배출되기 때문입니다.

미국의 보스턴대학 연구팀이 뇌척수액에 의해 뇌 안의 아밀로이드 베타($A\beta$)가 씻겨 나가는 모습을 MRI 영상으로 담은 것을 계기로 수면의 중요성이 다시 한번 주목을 받았습니다.

하지만 일본은 선진국 중에서도 수면 시간이 적은 나라입니다. 2021년에 실시된 경제협력개발기구에 따르면 일본인의 평균 수면 시간은 7시간 22분으로 33개 국가 중에서 가장 짧았습니다. (역주-한국의 경우 7시간 51분으로 일본과 더불어 최하위 수준입니다.)

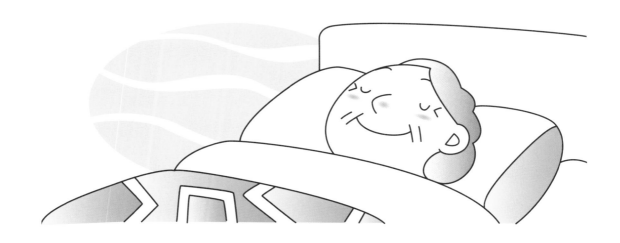

일본의 후생노동성이 실시한 〈2019년 국민건강·영양조사〉 결과를 보면 40~49세의 평균 수면 시간이 '5시간 이상 6시간 미만'으로 가장 많았고, 전체의 36.5%를 차지했습니다. 현대 일본인의 30% 이상은 충분한 수면을 취하지 못하는 셈입니다.

건강한 수명을 위해서는 1일 7시간 이상 수면을

치매 예방을 위해서는 하루에 7~8시간 수면을 취하는 편이 좋다고 알려졌습니다. 수면을 위해 하루에 적어도 7시간 이상의 시간을 확보해야 합니다.

다만 한창 왕성하게 일하느라 바쁜 세대는 수면 시간을 확보하기가 좀처럼 쉽지 않을 것입니다. 이를 위해 짧은 시간 동안일지라도 깊게 잠들면 된다고 하는 '단시간 수면'이 권장되기도 합니다.

지금까지의 연구 결과에서 **수면은 질보다 시간이 중요**하다는 사실이 밝혀졌습니다. 7~8시간은 잘 수 있도록 일어나야 하는 시간에서 거꾸로 계산하여 잠들 시간을 정하는 것이 중요합니다. 이불을 덮고 잘 준비를 마쳤다고 해도 곧바로 잠들기는 어려운 게 사실이지요. 취침 시간 1시간 전부터 잘 준비를 한다면 보다 원활하게 잠들 수 있습니다.

또 평일에 수면을 충분히 취하지 못해서 휴일에 몰아서 자는 사람이 있습니다. 이렇게 하면 수면 사이클이 흐트러져 오히려 잠을 못 자게 되니 추천하고 싶지 않습니다. 휴일에도 자는 시간과 일어나는 시간은 평일과 동일하게 설정해 보세요. 정해진 시간에 잠들고, **정해진 시간에 일어나는 것이 무엇보다 중요**합니다.

마치며

이 책에서 자세히 안내했듯이 HDL·LDL은 혈액에 존재하는 지질단백질의 한 종류입니다. 한국과 일본에서는 일반적으로 HDL을 좋은 콜레스테롤, LDL을 나쁜 콜레스테롤이라는 명칭을 사용해서 부르는데 실제로는 둘 다 콜레스테롤을 운반하는 운송체입니다. 정식 의학서에서는 좋은 콜레스테롤, 나쁜 콜레스테롤이라는 표현을 쓰지 않습니다.

좋은 콜레스테롤, 나쁜 콜레스테롤은 콜레스테롤의 합성을 방해하는 약을 판매하는 거대한 제약 업계에서 만든 조어가 아닐까 싶습니다.

최근 HDL에 관한 연구가 활발히 이루어지며 HDL이 단순한 운송체가 아닌 그 이상의 역할을 한다는 사실이 밝혀졌습니다.

2017년에 영국 에든버러대학 연구팀은 장수 집안 자손 중 60만 명 이상의 게놈을 포괄적으로 분석한 후 2가지 유전자가 장수에 관여한다는 사실을 발견했습니다. 연구팀은 그 외에도 113개 질환과 관련 있는 바이오마커와 수명의 관련성에 대한 분석을 실시했습니다.

그 결과 혈중 바이오마커인 HDL의 레벨이 유전학적으로 장수에 가장 큰 영향을 끼친다는 사실을 입증했습니다. 그리고 LDL의 혈중 농도와 유전학적 관련성은 발견하지 못해 HDL이 새로운 장수인자로서 역할을 하고 있다는 점을 시사했습니다.

최근에는 알츠하이머병의 요인으로 알려진 아밀로이드 베타(Aβ)와 HDL의 관련성에 대한 연구도 진행 중입니다. 아밀로이드 베타(Aβ)가 어떠한 계기로 독성을 띤다는 특징이 알츠하이머병의 요인이라는 것이 현재 가장 유력한 가설입니다.

그리고 최근에 밝혀진 사실로, 아밀로이드 베타(Aβ)의 독성을 막는 물질이 총 세 가지가 있는데 그중 하나인 '아포지단백질A1'이 바로 HDL의 외막을 구성하는 성분입니다. 생각하는 방식에 따라서는 HDL이야말로 아포지단백질A1을 옮기는 운송체라고 할 수 있습니다.

현재 LDL을 줄이는 약은 다수 존재하지만 HDL을 늘리는 약은 없습니다. 운동이나 식사 등의 생활 습관 개선만이 HDL을 늘릴 수 있는 유일한 방법이라고 여겨왔습니다.

그러다 최근 들어, 이 책에서 소개한 쿠바산 폴리코사놀이 HDL을 늘리는 기능성 성분으로 주목을 받는 중입니다. 후쿠오카대학 우에하라 교수 등이 일본인 32명을 대상으로 실시한 연구에서는 쿠바산 폴리코사놀을 12주간 섭취한 결과, 혈중 HDL과 아포지단백질A1의 상승을 확인했다고 합니다. 이 연구를 토대로 학계에서는 동맥경화는 물론 치매 예방까지 기대할 수 있는 새로운 기능성 성분으로 쿠바산 폴리코사놀을 주목하고 있습니다.

오차노미즈 건강 장수 클리닉 원장 시라사와 다쿠지

뇌와 혈관이 젊음을 되찾는

장수인자 HDL

펴낸날 초판 1쇄 2025년 3월 10일

지은이 시라사와 다쿠지
옮긴이 문혜원

펴낸이 임호준
출판 팀장 정영주
책임 편집 박인애 | **편집** 김은정 조유진 김경애
디자인 김지혜 | **마케팅** 길보민 정서진
경영지원 박석호 유태호 신혜지 최단비 김현빈

인쇄 도담프린팅

펴낸곳 비타북스 | **발행처** (주)헬스조선 | **출판등록** 제2-4324호 2006년 1월 12일
주소 서울특별시 중구 세종대로 21길 30 | **전화** (02) 724-7648 | **팩스** (02) 722-9339
인스타그램 @vitabooks_official | **포스트** post.naver.com/vita_books | **블로그** blog.naver.com/vita_books

ISBN 979-11-5846-437-0 13510

비타북스는 독자 여러분의 책에 대한 아이디어와 원고 투고를 기다리고 있습니다.
책 출간을 원하시는 분은 이메일 vbook@chosun.com으로 간단한 개요와 취지, 연락처 등을 보내주세요.

비타북스 는 건강한 몸과 아름다운 삶을 생각하는 (주)헬스조선의 출판 브랜드입니다.